O Poder do Entusiasmo
e A Força da Paixão

O Poder do Entusiasmo e A Força da Paixão

Luiz Marins, Ph.D.

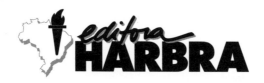

Direção Geral: Julio E. Emöd
Supervisão Editorial: Maria Pia Castiglia
Revisão de Texto: Maria Lúcia G. Leite Rosa
Projeto Gráfico e Capa: Paulo de Tarso S. de Almeida
Ilustrações: Negreiros
Revisão de Provas: Carla Castiglia Gonzaga
Assistente Editorial: Mônica Roberta Suguyiama
Fotolitos: Process Bureau de Pré-Impressão S/C Ltda.
Impressão e Acabamento: Cromosete Gráfica e Editora Ltda.

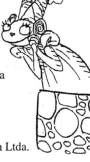

O Poder do Entusiasmo e a Força da Paixão
Copyright © 2000 por **editora HARBRA ltda.**
Rua Joaquim Távora, 629
04015-001 – São Paulo – SP
Promoção e Editorial: Tel. (011) 5084-2482 e 571-1122. Fax: (011) 575-6876
Vendas e Administração: Tel. (011) 549-2244 e 571-0276. Fax: (011) 571-9777

Todos os direitos reservados. Nenhuma parte desta edição pode ser utilizada ou reproduzida – em qualquer meio ou forma, seja mecânico ou eletrônico, fotocópia, gravação etc. – nem apropriada ou estocada em sistema de banco de dados, sem a expressa autorização da editora.

ISBN 85-294-0219-7

Impresso no Brasil   *Printed in Brazil*

Conteúdo

- *Um Livro Diferente*   9

- Entusiasmo & Paixão   11
- Uma Sociedade em Mudança   13
- Inovar! Transformar! Reinventar!   14
- A Instabilidade   17
- A Única Certeza...   19
- O Século XXI   20
    - O Novo Capitalismo   21
    - O Investidor Global   22
- A Velocidade das Descobertas Tecnológicas   24
- O Ser Humano   27
    - A Inteligência   28
    - A Vontade   29
    - A Liberdade   30
- Só Existimos AQUI E AGORA!   33

- **O Pêndulo do Relógio...** 35

  Conta e Tempo 36

  Não Tenho Tempo! 37

  Tempo! 38

- **Toda a Diferença** 40

  Essencial 41

  Importante 42

  Acidental 43

- **Um Pequeno Teste** 47

- **Convicção e Sensibilidade** 49

  A Linha da Convicção 52

- **Credibilidade!** 55

  Dê Crédito 56

- **Nem Simples, nem Complexo** 58

- **Viver É Trabalhar?** 60

- **Siga estes Passos!** 61

  Definição de Objetivos 62

  Vá Além! 63

  Invista em Você 64

- **Um Pequeno Teste** 66

  Preste Atenção! 68

  Tome a Iniciativa 69

  Desenvolva uma Visão Criativa 70

Colocando as Coisas em Ordem 71

Desenvolva sua Autodisciplina 73

Administre bem o seu Tempo 74

Tenha Tempo para Você! 75

Pare! 77

Saiba Relaxar 79

Discuta suas Idéias 81

- A União 82

Aprenda com os Insucessos 88

Dois Sentidos não Assam Milho... 89

Não Deixe uma Idéia Fugir... 91

O Poder da Intuição 92

- O Empreendedor de Sucesso 94

Alto Grau de Energia 95

Pensar como Empreendedor 96

Talento no Relacionamento com as Pessoas 97

Habilidade em Comunicação 98

Conhecimento Técnico 99

- Mantenha Boa Saúde Física e Mental 100

Esfrie a Cabeça! 103

- Faça estas 10 Promessas 105

- Lembre-se: Empresa não é Vampiro! 116

- A "Pneumonia Mental" 119

- **A Imprudência Sadia!** 120
- **Decida com Rapidez** 121
- **Ninguém Sabe Tudo!** 123
- **O Melhor...** 124
- **Abaixo a Mediocridade!** 126
- **O Entusiasmo!** 128
- **A Paixão!** 130
- **Passe do Plano do Choro ao Plano da Ação!** 131

- *Avaliação Final* 134

Um Livro Diferente !

Este é um livro diferente. Aliás, completamente diferente. É quase um curso, pois você vai lendo, fazendo anotações à margem e aprendendo a viver com mais **entusiasmo** e **paixão**.

Leia este livro com calma, linha por linha, página por página, fazendo as reflexões que lhe peço. Não tenha pressa. O **entusiasmo** e a **paixão** exigem calma e, principalmente, uma grande disposição para pensar, refletir e partir para a ação.

A cada dia que passa, com as mudanças do mundo, viver se torna um pouco mais complicado. Sem **entusiasmo** e **paixão** é impossível vencer os desafios de hoje. E este livro trata exatamente disso.

Como viver em um mundo onde a única certeza
é de que tudo vai mudar?

Como viver em um mundo onde as coisas mudam
com uma rapidez nunca vista?

Como viver em um mundo com tantas opções?

Como fazer a opção certa?

Percorra comigo estas páginas. Faça os testes. Passo a passo, iremos discutir as diferenças entre o entusiasmo e o otimismo, entre o que fazem os vencedores e o que *deixam de fazer* os vencidos.

Luiz Marins, Ph.D.

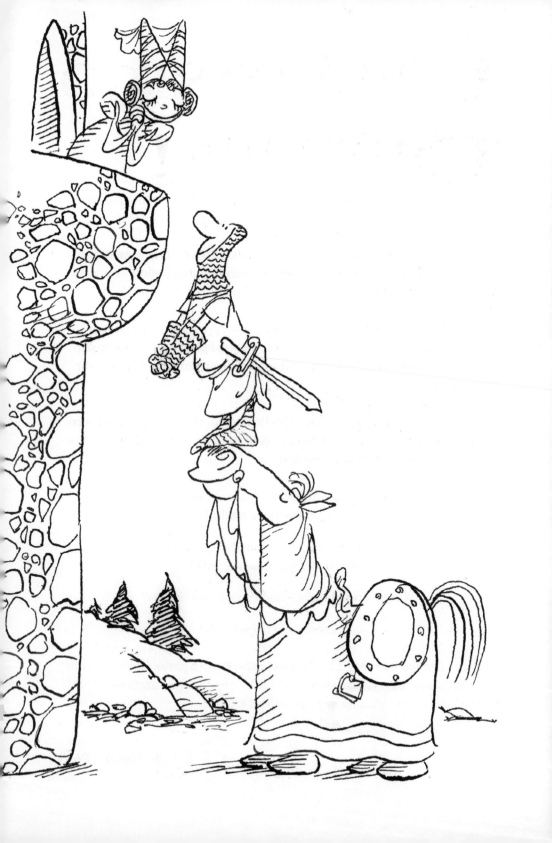

Entusiasmo

Todo entusiasmado é também um apaixonado.
Ele acredita com tal força em sua própria capacidade de realizar e vencer que faz tudo com *paixão*. E *paixão* no sentido mais positivo da palavra, ou seja, ***emoção!***
Quando assistimos a uma pessoa entusiasmada falar, os olhos dela brilham. As palavras fluem de sua boca. Seus gestos são largos.
O seu entusiasmo contagia!
Quando ouvimos uma pessoa entusiasmada falar de seus filhos, notamos a mesma coisa. Vemos uma pessoa que transborda de *paixão*, que acredita no que está dizendo e sente orgulho de seus filhos.

Quando ouvimos um empresário de sucesso falar de sua empresa, temos o mesmo quadro: ele fica agitado de *paixão!* Ele demonstra a emoção do sucesso, a alegria dos vencedores. Fala das dificuldades como coisas corriqueiras e que fazem parte da batalha dos vencedores.
O entusiasmo traz a paixão necessária e desejada para vivermos nos dias atuais.

O que é viver sem paixão?
O que é viver sem se emocionar com o cotidiano?

A vida só tem sentido e prazer com ***paixão***, com emoção, com alegria.
Só o entusiasmo é capaz de trazer de volta a emoção apaixonada de viver e de ***vencer***!

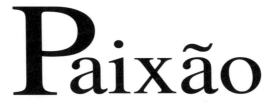

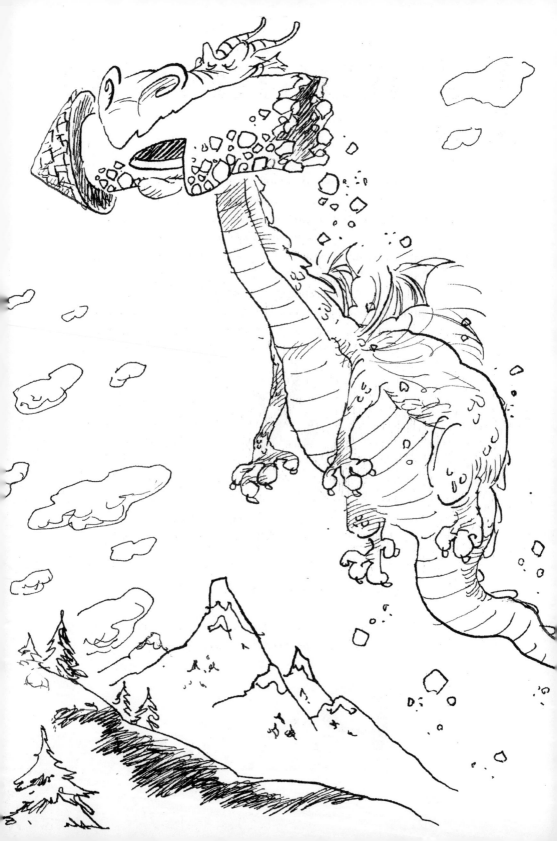

Uma Sociedade em Mudança

Vivemos em uma sociedade espantosamente *dinâmica*, *instável e evolutiva*. Correrá sérios riscos quem ficar esperando para ver o que acontece. A adaptação a essa realidade será, cada vez mais, uma questão de *sobrevivência*.

Como um "dínamo", a sociedade atual gera uma "energia" incrível.
Não vemos mais o tempo passar. Os dias, os meses, os anos, passam com uma velocidade inacreditável.

Em um mundo em extrema mudança, a atitude correta das pessoas é mudar também; o maior risco que corremos é ficarmos esperando para ver o que vai acontecer.

A adaptação a essa realidade de *dinamismo*, *instabilidade* e *evolução* é fundamental para o sucesso de qualquer pessoa.

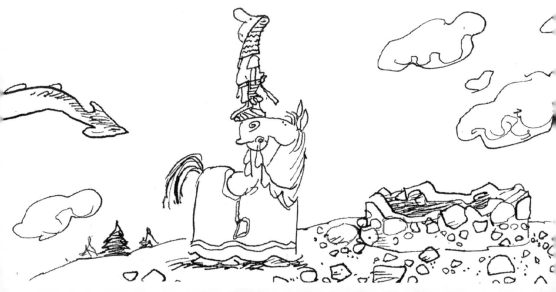

Inovar!
Transformar!
Reinventar!

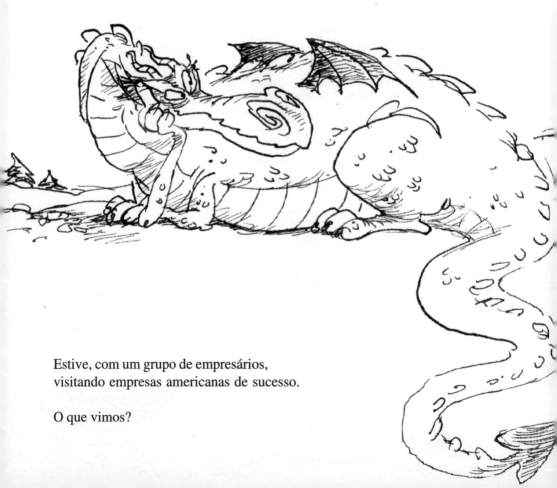

Estive, com um grupo de empresários, visitando empresas americanas de sucesso.

O que vimos?

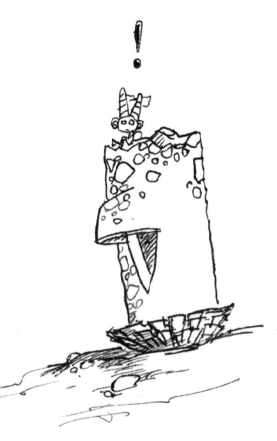

Vimos empresas que têm uma visão de futuro excepcional. Vimos empresas com 60.000 produtos diferentes no mercado e que continuam inovando, se transformando e reinventando a si próprias durante os 365 dias do ano. Elas não param! Elas não ficam esperando para ver o que vai acontecer. Elas não esperam que o mercado as arruine. Elas criam seu próprio mercado.

Vimos uma empresa que nos últimos anos vem lançando no mercado uma nova impressora a cada seis meses. Outra que busca 30% de seus resultados anuais em produtos lançados nos últimos 3 anos.
Uma terceira reinventando as suas relações com seus concessionários e clientes a cada dia. Uma consultoria em busca de transformar a si própria para ser a cada dia melhor. No auge da crise dos mercados asiáticos, não vimos nenhuma empresa se lamentando e paralisada.

Vimos empresas buscando saídas, criando produtos novos e diferentes para surpreender, encantar e entusiasmar seus clientes.
Vimos empresas que investem milhões e milhões de dólares em pesquisa e desenvolvimento visando a inovação. Vimos empresas que investem milhões e milhões de dólares em treinamento e desenvolvimento, pois todas acreditam que o seu maior capital é o capital humano e, sem ele, inovação e transformação são tarefas impossíveis.

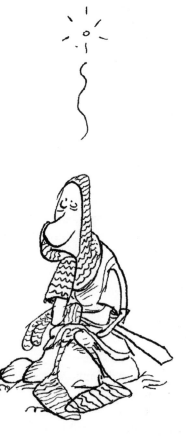

Bastam algumas visitas como as que fizemos e passamos a compreender porque essas empresas têm o tremendo sucesso que têm. Não é à toa. Não é por acaso!
Elas fazem as coisas certas, as coisas óbvias, aquilo que deve ser feito para conquistar e manter os clientes fiéis às suas marcas.
Elas estão atentas às tendências do mercado.
Elas surpreendem. Elas sabem que o sucesso hoje não garante o sucesso amanhã e, por isso, não ficam sentadas sobre sua coroa de louros do sucesso presente. Elas investem com visão de longo prazo. Por tudo isso, são o que são.

Compare tudo isso com a sua visão de empresa. Compare tudo isso com a sua empresa, com os seus investimentos em pesquisa, treinamento, atendimento, inovação, gente. Agora não é hora de "curtir" crises. Agora é hora de agir em direção à inovação, à transformação.
Agora é a hora de reinventar sua empresa!

Pense Nisso!

A Instabilidade

A *instabilidade* que sentimos nos negócios e nas empresas se deve a dois motivos principais:

A GLOBALIZAÇÃO

O CICLO DE VIDA CURTO DOS PRODUTOS

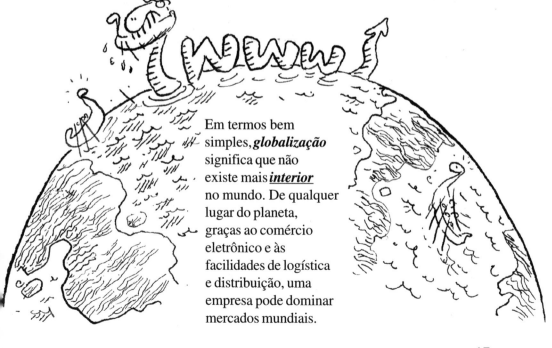

Em termos bem simples, *globalização* significa que não existe mais *interior* no mundo. De qualquer lugar do planeta, graças ao comércio eletrônico e às facilidades de logística e distribuição, uma empresa pode dominar mercados mundiais.

17

Uma conseqüência da **globalização** é que **NADA**, absolutamente nada, ficará fora da **competição global**. Não estamos mais competindo com nossas empresas do Brasil ou mesmo do Mercosul. Agora, a competição é global!

A outra razão para a instabilidade dos dias atuais é o **ciclo de vida curto dos produtos**.

Empresas têm lançado novos produtos a cada 6 meses.

Montadoras lançam no Brasil um novo modelo de carro a cada 3 meses. Novos biscoitos são lançados, no Brasil, a cada 15 dias!

Antes, os produtos "duravam" anos e anos. O consumidor, em um mercado fechado como era o brasileiro, não se apercebia da defasagem entre o Brasil e os mercados mais desenvolvidos. Hoje é diferente.

O Brasil mudou, o consumidor mudou...

A Única Certeza...

Em um mundo
como este,
a única certeza
estável é a certeza
de que tudo
vai mudar!

Ficamos obsoletos...

Num mundo em mudança, o índice de
obsolescência ou de fossilização é muito grande.
Se não fizermos um grande esforço para
acompanhar a mudança, viramos fósseis
rapidamente!

De repente, não acompanhamos mais quase nada.
A Internet, novos produtos, novas tecnologias
exigem de nós uma acelerada busca de
atualização. E isso nem sempre é fácil,
porque temos a tendência de nos acomodar
no que conhecemos e todo o ser humano
tem medo do novo, do desconhecido.

Em síntese, este mundo exige de cada um de nós
uma grande determinação para uma constante
aprendizagem.

O Século XXI

As principais mudanças que estão ocorrendo neste final de século são:

- o capitalismo;
- as nações e indústrias se organizando para competir em uma nova *economia global*; e
- o surgimento de um novo investidor – o *investidor global*.

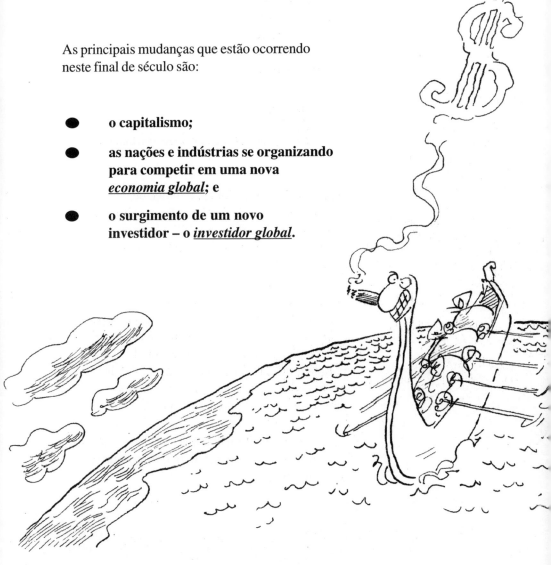

O Novo Capitalismo

Vem surgindo um novo capitalismo. Não é mais o capitalismo do *"dono da empresa"*. Os "donos" mudaram. Hoje, os donos das empresas são os Fundos de Pensão e os Fundos de Investimentos. Na verdade, a partir de quantias cada vez menores qualquer pessoa pode aplicar seu dinheiro em um Fundo de Investimentos.

Assim, os donos das empresas são, hoje, milhares de pequenos investidores. Isso muda quase tudo! Por essa razão, as empresas precisam ser realmente competitivas, pois estão sendo observadas constantemente pelos analistas de investimentos.

Este novo capitalismo funciona, para falar de modo bem simplificado, assim:

- **o pequeno investidor deposita sua poupança num Fundo de Investimento e pressiona esse Fundo para obter o maior retorno possível;**

- **o Fundo pressiona a empresa na qual ele investiu (comprando ações) para que ela tenha lucros cada vez maiores; assim, o Fundo poderá manter seus clientes;**

- **a empresa pressiona seus funcionários para que os Fundos de Investimento ou de Pensão tenham o esperado retorno para seus participantes.**

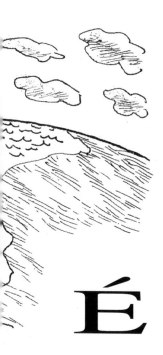

É Fogo!

21

O Investidor Global

Hoje temos um *investidor global* que não sabemos onde se encontra e não podemos falar com cada um deles. Falamos com seus prepostos dos bancos e dos Fundos de Pensão.

Os operadores de mesas de investimentos dos grandes bancos recebem hoje 100 opções de investimentos por minuto! Nosso dinheiro pode estar agora em Taiwan, 2 minutos depois em Nova Iorque e 3 minutos depois em São Paulo, por exemplo.
São trilhões de dólares em um fluxo eletrônico de capital, buscando por melhores rendimentos!

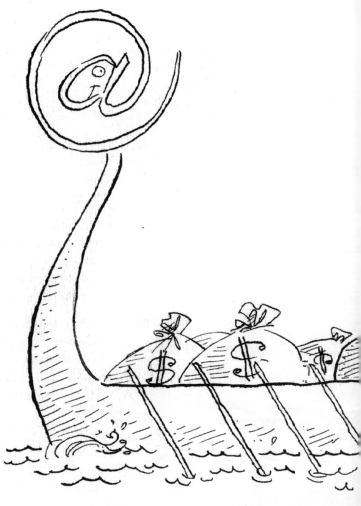

A aceleração e a globalização das operações financeiras só foram possíveis graças aos avanços tecnológicos. A tecnologia nos permite coisas que há pouco tempo nos pareceriam impossíveis – nunca imaginamos que 300 anos de jornal pudessem ser transmitidos por uma linha telefônica ou via cabo em 1 segundo (1 trilhão de bits por segundo), o que corresponde a *todas as edições do "The New York Times"!*

A Internet hoje é uma realidade da qual não podemos nos distanciar:

- **São milhões de usuários que crescem a cada dia no mundo.**

  - **O Brasil é um dos países que mais cresce em Internet no mundo!**

    - **Hoje enviam-se mais e-mails entre pessoas físicas do que correspondências via correio.**

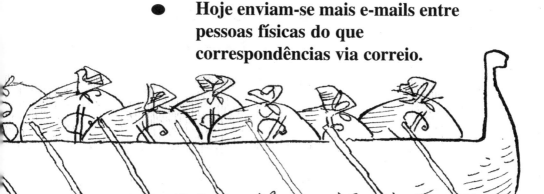

A Velocidade das Descobertas Tecnológicas

O tempo parece voar. A História é também medida pelo tempo entre a descoberta de um processo tecnológico e sua transformação em produto no mercado. O que antes demorava 1 século para acontecer, agora acontece em apenas 1 mês!

Observe como as invenções vão se transformando em produtos, ou seja, tornando-se parte do nosso dia-a-dia, em um período de tempo cada vez menor:

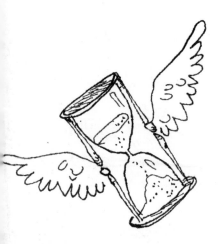

- fotografia = 112 anos
- telefone = 56 anos
- rádio = 35 anos
- radar = 15 anos
- televisão = 12 anos
- transistor = 5 anos
- circuito integrado = 3 anos
- AT 286 = 1 ano
- do 486 ao Pentium = 1 mês

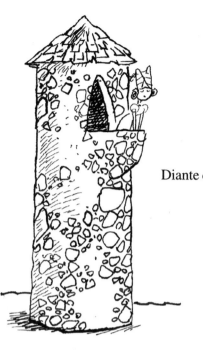

Diante desse quadro, precisamos pensar em:

Como viver em uma sociedade em rápida mudança, se o ser humano é o mesmo dos tempos em que o mundo era menos "louco"?

De quais instrumentos

mentais e culturais

o homem dispõe para

enfrentar os desafios do

mundo contemporâneo?

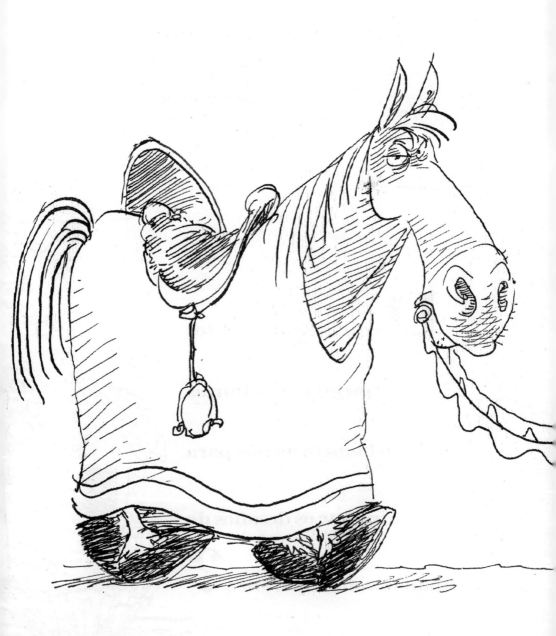

O Ser Humano

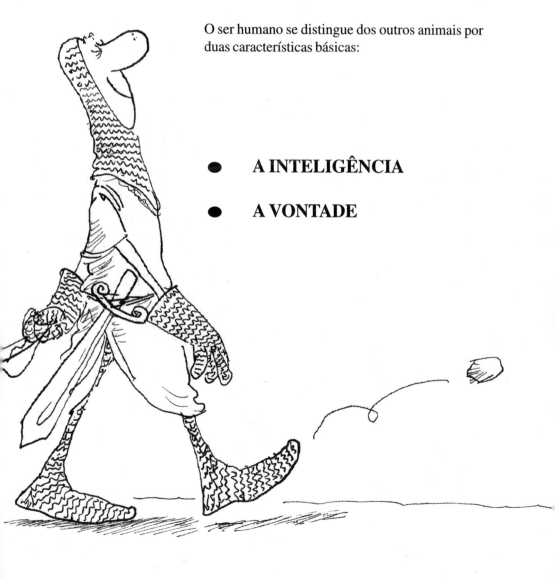

O ser humano se distingue dos outros animais por duas características básicas:

- **A INTELIGÊNCIA**
- **A VONTADE**

A Inteligência

Em nossa sociedade ocidental contemporânea, somos todos "vidrados" na *inteligência*. Queremos ser "inteligentes", ter filhos "inteligentes". As mães (corujas) vivem dizendo que seus filhos são os *mais inteligentes* da classe, e assim por diante...

Só que, como diziam os gregos e até os filósofos pré-socráticos, a *inteligência*, sozinha, não nos faz vencer na vida – todos nós temos parentes, amigos, colegas de classe que só tiravam nota 10 e que considerávamos *inteligentíssimos* e muitos deles vivem hoje em situação de extrema dificuldade, ou mesmo de fracasso.

A *diferença* está na...

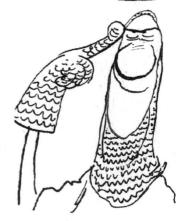

Vontade

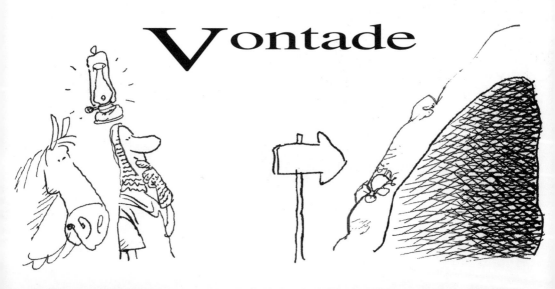

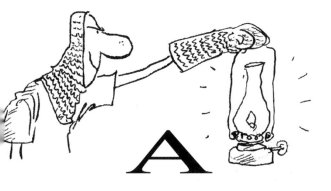

A Vontade

A *inteligência* é apenas um farol que ilumina o caminho. Ela não nos faz caminhar. Apenas *indica* o caminho e nos dá a capacidade de *discernir e distinguir* entre o bem e o mal, entre o que devemos e não devemos fazer.

Na verdade, enquanto temos mecanismos para desenvolver inteligência, não temos mecanismos culturais para a educação da **vontade**!

Somos "fracos de vontade"!

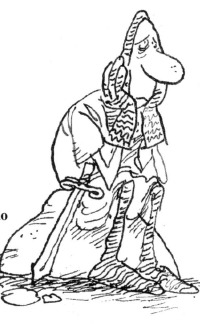

Quantos de nós nos propomos a:

- aprender inglês;
- fazer regime para emagrecer;
- ler um livro;
- parar de fumar;
- etc. etc.

O que nos falta não é *saber* o que devemos ou não fazer. Todos *"sabemos"*!

- O que nos falta é *QUERER*!
- O que nos falta é: Vontade!

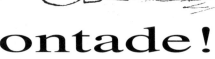

A Liberdade

A **liberdade** é um atributo da **_vontade_**.
Se colocamos a mão no fogo e experimentamos
(pela sensação e percepção) que este queima,
nossa *inteligência* vai sempre nos dizer que fogo
queima, diziam os sofistas. Porém, se **_quisermos_**,
colocamos a mão no fogo e a queimamos.

- **Somos seres *inteligentes e livres*.**

- **Somos livres pela _vontade_!**

Os filósofos, no entanto, nos fazem uma pergunta:

Quando Somos Livres?

P_ense_ no **S**eguinte:

Aquilo que fizemos,
falamos, comemos,
1 minuto atrás,
não nos pertence mais.
É **_PASSADO_**!

Seja 1 segundo,
1 minuto, 1 hora,
20 anos,
o **_PASSADO_**
não nos pertence.

Não podemos modificar
nosso **_PASSADO_**!

Assim, não somos
livres no nosso
PASSADO.

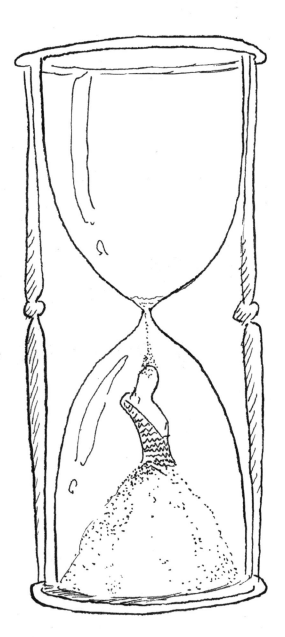

Da mesma forma, não somos *livres*, nem *inteligentes*, daqui a 1 hora ou daqui a 2 anos.

O **<u>FUTURO</u>**, seja ele 1 segundo à frente, 1 hora ou 20 anos, *não nos pertence ainda*.

Na verdade, só somos livres e inteligentes no

Momento Presente!

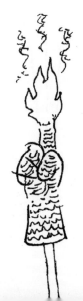

Só existimos A^qui e A^gora!

Pasme você, leitor, segundo as pesquisas, nós passamos:

- 70% do tempo vivendo e pensando no ***passado***.
- 25% do tempo vivendo e pensando no ***futuro***.

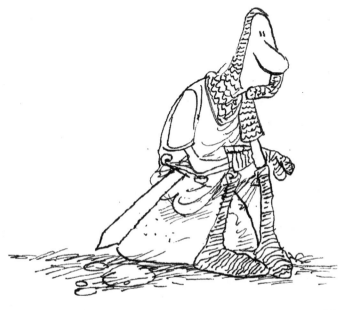

E o Presente?

Só passamos...
5%
do tempo vivendo o PRESENTE!

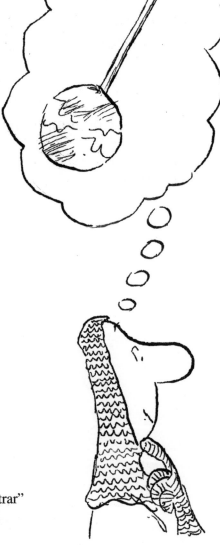

Como quase nunca estamos **_vivendo_** o **PRESENTE** – que é, na verdade, o único momento real da nossa existência –, temos esse sentimento de **_não-realização_** ou de frustração com a vida!

Quantas pessoas falam com você e não estão prestando atenção no que você está dizendo...

Quantas pessoas não conseguem "ouvir"!

Quantas pessoas não conseguem se "concentrar" no que estão fazendo no momento presente!

O Pêndulo do Relógio...

Olhe para o pêndulo de um relógio: qual o movimento que o pêndulo faz? A maioria das pessoas dirá que ele *vai e volta*.

Só que, na verdade, um pêndulo de relógio nunca *volta*.

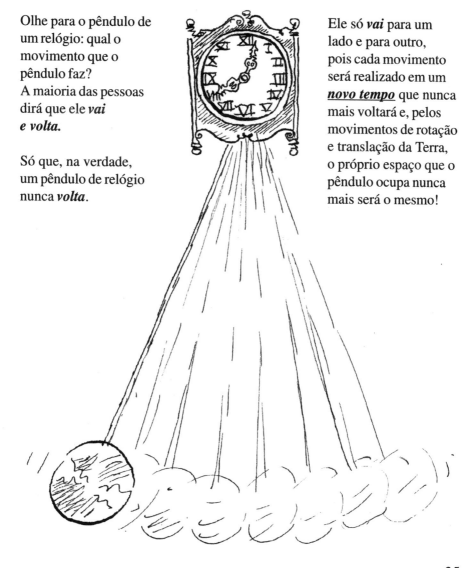

Ele só *vai* para um lado e para outro, pois cada movimento será realizado em um <u>novo tempo</u> que nunca mais voltará e, pelos movimentos de rotação e translação da Terra, o próprio espaço que o pêndulo ocupa nunca mais será o mesmo!

Conta e Tempo

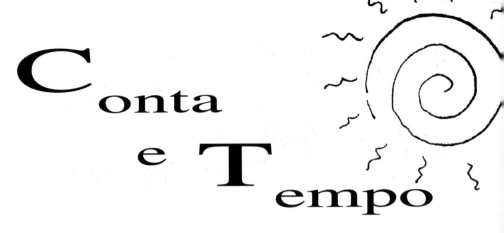

Frei Antônio das Chagas
(1631-1682)

Deus pede hoje estrita conta do meu tempo
E eu vou, do meu tempo dar-lhe conta.
Mas como dar, sem tempo, tanta conta
Eu, que gastei, sem conta, tanto tempo?

Para ter minha conta feita a tempo
O tempo me foi dado e não fiz conta.
Não quis, tendo tempo fazer conta,
Hoje quero fazer conta e não há tempo.

Oh! Vós, que tendes tempo sem ter conta,
Não gasteis vosso tempo em passatempo.
Cuidai, enquanto é tempo em vossa conta.

Pois aqueles que sem conta gastam tempo,
Quando o tempo chegar de prestar conta,
Chorarão, como eu, o não ter tempo.

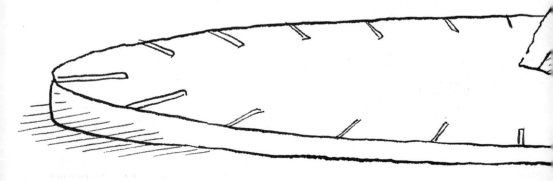

Não Tenho Tempo!

Uma das frases mais comuns que tenho ouvido é *"Não tenho tempo!"*. Conheço pessoas que nunca têm tempo para nada. Basta lhes pedir alguma coisa, lhes propor algo que devam fazer ou alguma coisa com a qual colaborar para logo ouvirmos a resposta: *"Não tenho tempo!"*.

Isso já parece uma doença, mania ou mesmo vício de certas pessoas que não percebem o ridículo em que incorrem quando se colocam como uma das pessoas mais ocupadas do mundo. As pessoas parecem não compreender que **tempo é questão de preferência** e que nunca teremos tempo para as coisas que não colocarmos em primeiro lugar em nossas prioridades.

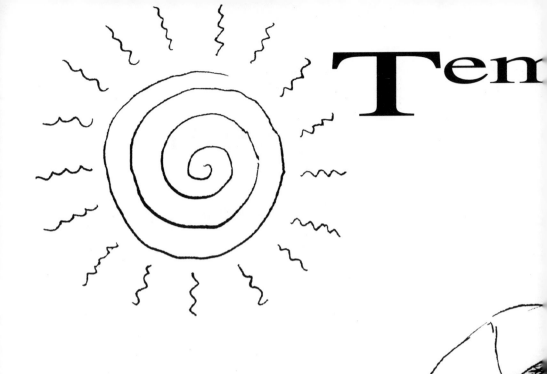

Vejam as empresas, os clubes de serviço,
as entidades em geral. São sempre os mesmos
que "carregam nas costas" todo o trabalho.
A grande maioria só sabe reclamar, falar mal dos
outros (os que fazem), dar idéias impossíveis de
serem realizadas etc. Quando se lhes pergunta se
podem colaborar, participar, fazer junto etc.
novamente e prontamente respondem com a
maior cara-de-pau: *"Não tenho tempo!"*.

Essas pessoas deveriam atentar
para o que, de fato, estão fazendo.
Pessoas que vivem dizendo não ter tempo
deveriam na verdade assumir a própria
incapacidade de priorizar, de se organizar,
de colaborar. Seriam mais honestas e
mais bem-vistas pelos seus companheiros
que fazem e acham tempo
para fazer cada vez mais.

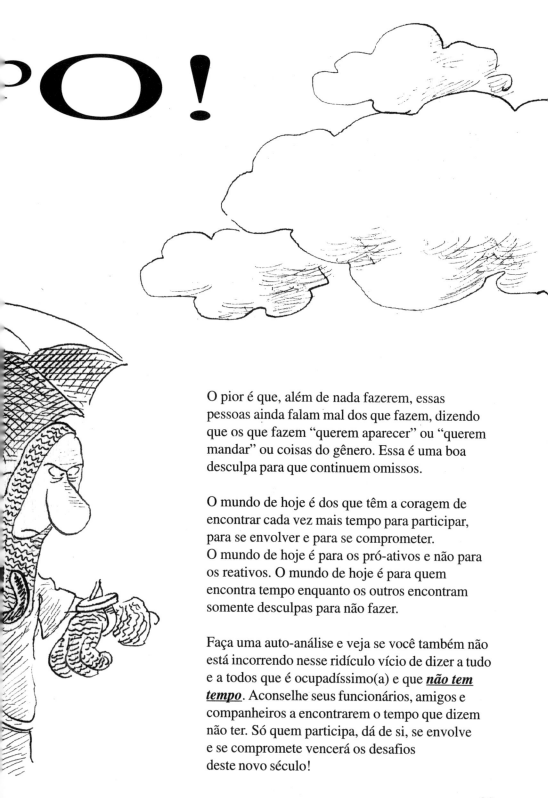

O pior é que, além de nada fazerem, essas pessoas ainda falam mal dos que fazem, dizendo que os que fazem "querem aparecer" ou "querem mandar" ou coisas do gênero. Essa é uma boa desculpa para que continuem omissos.

O mundo de hoje é dos que têm a coragem de encontrar cada vez mais tempo para participar, para se envolver e para se comprometer.
O mundo de hoje é para os pró-ativos e não para os reativos. O mundo de hoje é para quem encontra tempo enquanto os outros encontram somente desculpas para não fazer.

Faça uma auto-análise e veja se você também não está incorrendo nesse ridículo vício de dizer a tudo e a todos que é ocupadíssimo(a) e que **_não tem tempo_**. Aconselhe seus funcionários, amigos e companheiros a encontrarem o tempo que dizem não ter. Só quem participa, dá de si, se envolve e se compromete vencerá os desafios deste novo século!

Toda a Diferença

Nossas mesas e mentes estão atoladas de decisões a serem tomadas, papéis a serem lidos, análises a serem esmiuçadas.

Dentre todos os atributos e usos da inteligência, um deles é primordial para a nossa vida e a da empresa em que trabalhamos – o saber discernir, distinguir entre o que é:

- *ESSENCIAL*

- *IMPORTANTE*

- *ACIDENTAL*

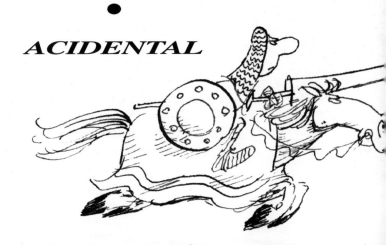

ESSENCIAL

é aquilo que
devemos fazer
imediatamente, já!

É aquilo que mais
nos leva em direção
aos nossos objetivos,
no momento presente.

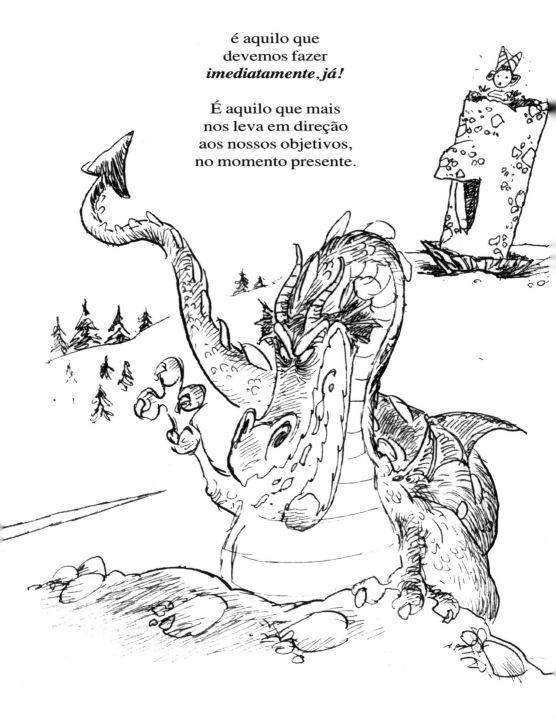

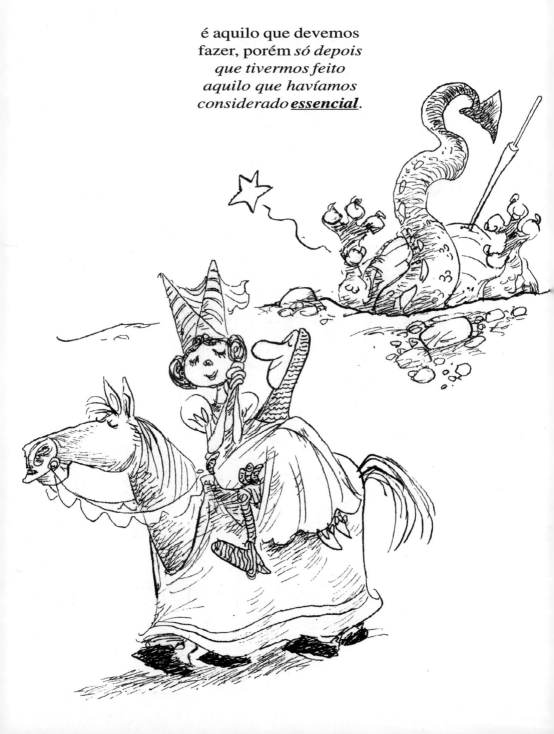

IMPORTANTE

é aquilo que devemos fazer, porém *só depois que tivermos feito* aquilo que havíamos considerado **essencial**.

ACIDENTAL

*é aquilo que devemos fazer, porém só depois que tivermos feito o que havíamos antes considerado **essencial** e **importante**.*

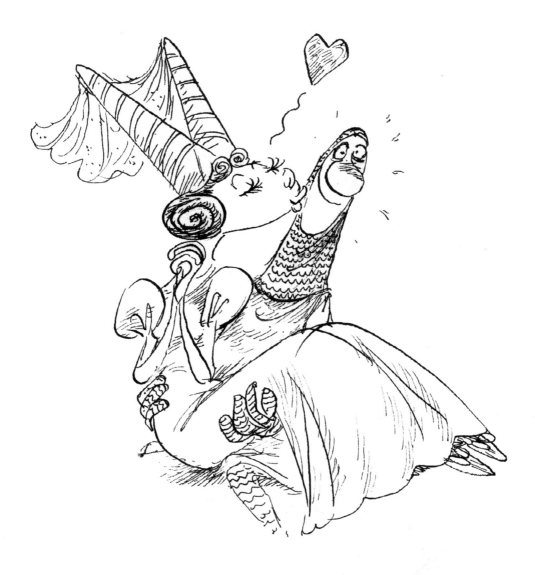

Essencial
Importante
Acidental

Viver para o Essencial

Como a nossa vida é **MOMENTO PRESENTE**, na verdade não temos tempo nem para o *importante*, nem para o *acidental*. Só temos tempo para o _essencial_!

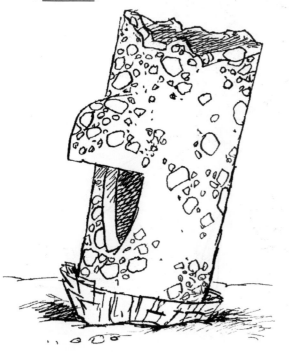

Há pessoas que vivem *acidentalmente* porque fazem tudo o que é _acidental_ primeiro, nunca fazem coisas _importantes_ e jamais têm tempo para o _ESSENCIAL_.

Vivem de cabeça para baixo...

ACIDENTAL

IMPORTANTE

ESSENCIAL

Nesta primeira parte, vimos que:

- Somos inteligentes e livres pela *vontade*.

- Só somos inteligentes e livres no *momento presente*.

- No momento presente, só temos tempo para o *essencial*!

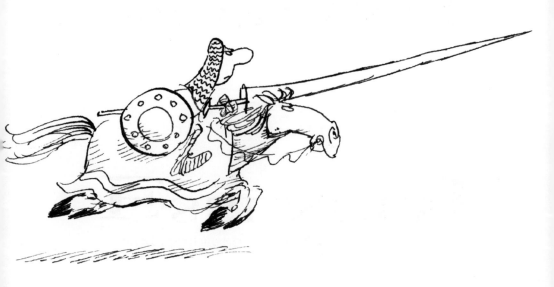

Um Pequeno Teste

Faça, a seguir, este pequeno teste, escrevendo **V** (verdadeiro) ou **F** (falso) na frente de cada uma das afirmações:

☐ Não vejo o tempo passar. Não vi meus filhos crescerem!

☐ Quando falo com alguém, evito olhar nos olhos da pessoa.

☐ Quando alguém está falando comigo, fico imaginando o que vou responder a ela.

☐ Faço uma lista de tarefas para fazer e começo pelas mais fáceis.

☐ Já comecei mais de dez regimes para emagrecer.

☐ Não consigo deixar de fumar.

☐ Não consigo aprender inglês.

☐ Não consigo ler um livro até o fim.

O Teste

Se você colocou **V** (verdadeiro) para a maioria das afirmações, precisa rever os seus conceitos e a sua vida. Você é alguém que precisa dominar a *vontade*, preocupar-se com o *essencial* e concentrar-se no ***momento presente***.

Se você colocou **F** (falso) para a maioria das afirmações, parabéns! Você tem domínio de si próprio e sabe o que é *essencial* para ter sucesso pessoal e profissional.

Convicção e Sensibilidade

Mas, como manter o foco em nossa vontade,
em nossos objetivos,
sendo influenciados emocionalmente
pelos acontecimentos diários?

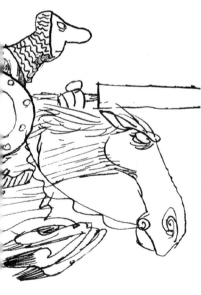

Sim, porque ninguém no mundo é uma **linha reta**. Ninguém é todo dia igual – alegre, feliz etc. Hoje estamos eufóricos e amanhã, por algum motivo, podemos estar deprimidos. Nossa sensibilidade é afetada pelos acontecimentos.

À representação dessa sensibilidade do ser humano, os filósofos chamam de **linha da sensibilidade**.

E todos nós, diariamente, somos obrigados a conviver com pessoas instáveis, dominadas pela linha da sensibilidade, que – inesperadamente – mudam de humor. Pessoas que hoje nos cumprimentam e amanhã nos viram a cara. "Chefes", "patrões", com os quais antes de falarmos com eles precisamos perguntar à secretária:

– *Como está o "chefe" hoje?*

Ninguém é uma linha reta

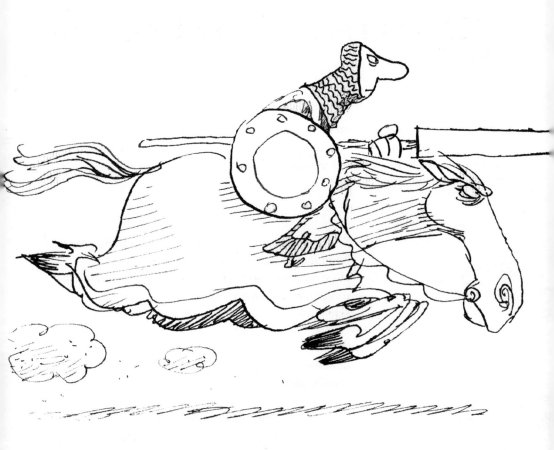

51

A Linha da Convicção

É preciso dominar essa oscilação. É a nossa firmeza, é a nossa segurança, é a nossa *convicção* que equilibrará a nossa linha da sensibilidade.

A nossa *convicção* é o elemento que nos dará o *equilíbrio*, que quando estivermos eufóricos demais nos fará "descer à realidade" e caminhar. Quando estivermos deprimidos, nos fará "subir à realidade" e, novamente, caminhar.

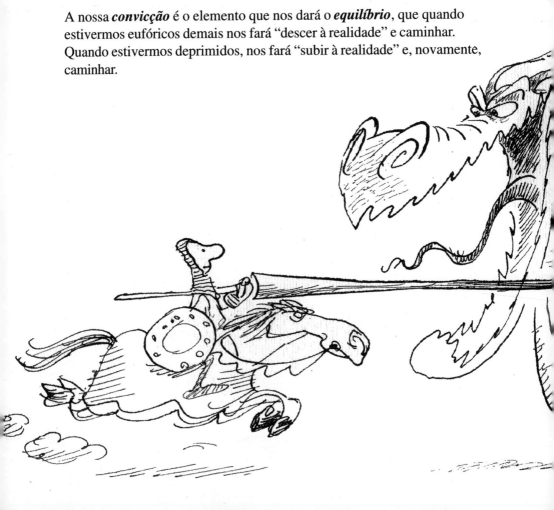

Equilíbrio = **C**onvicção e **S**ensibilidade

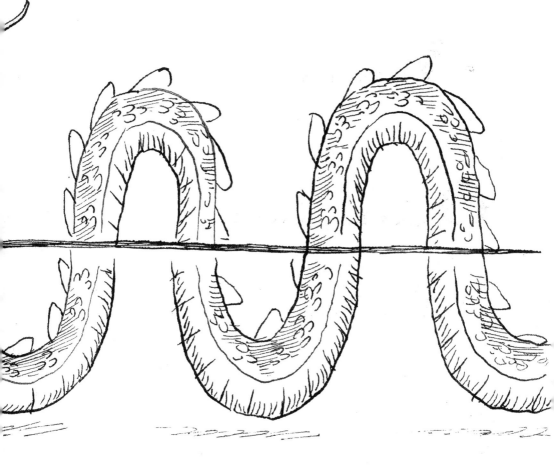

O que falta aos políticos?

– Você *sabe* a resposta!

O que falta às empresas?

– Você *sabe* a resposta!

O que falta às pessoas?

– Você *SABE* a resposta!!!

Credibilidade!

Credibilidade!

Credibilidade!

Não basta dominarmos
nossa vontade
e equilibrarmos nossa
linha da sensibilidade.
Em um mundo cada
vez mais competitivo
como o nosso,
é preciso —
enfaticamente —
ser cada vez mais
merecedor de
credibilidade.
A palavra credibilidade
vem de *aquilo em que
se pode acreditar!*

Faça **_mais_** do que o
outro esperava que
você fizesse por ele!

Dê Crédito

Uma das mais raras virtudes das pessoas é *dar crédito* a quem realmente merece, a quem teve uma idéia ou fez alguma coisa.

Vejo amigos, fornecedores, diretores, chefes, subordinados que, ao invés de *darem crédito* a quem realmente fez determinada coisa ou teve uma certa idéia, tomam para si esse indevido crédito, ficando, na verdade, *desacreditados.*

Outro dia mesmo, estávamos conversando com uma pessoa que dizia ter tido uma idéia que, em verdade, não foi ela quem teve. Ela apenas "participou" da sua execução. Quem realmente teve a idéia foi outra pessoa. Na ânsia de querer ser considerada a melhor, a mais capaz, a mais inteligente, essa pessoa tomou para si um crédito que não lhe pertencia. Resultado: ficou em *débito* com todos nós que, logo depois, soubemos quem realmente havia tido a tal brilhante idéia que a outra havia tomado para si. Que vergonha!

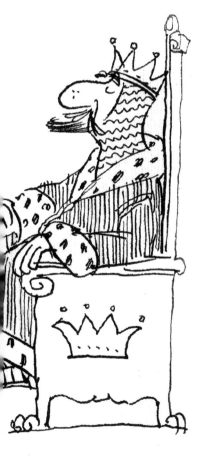

Saber *dar crédito* é uma virtude que só faz ganhar quem sabe fazer. A mentira tem perna curta e, mais cedo ou mais tarde, a verdade será descoberta e você será considerado um pobre diabo por querer roubar um crédito de quem realmente merece.

Conheço gerentes e supervisores que pegam uma idéia ou um feito realizado por um subordinado e dizem a seus chefes (diretores e gerentes) que a idéia e a ação foram deles próprios. Isso, é óbvio, além de gerar total desconfiança, gera um clima de desmotivação e desagregação de qualquer equipe de trabalho. Nenhuma nova idéia será contada a esse chefe que não sabe *dar crédito*.

Essa insegurança é um erro de avaliação de quem não sabe dar crédito. A verdade é que quanto mais você der crédito aos seus subordinados, mais eles lhe trarão novas idéias e você, chefe, será considerado um excelente chefe por *motivar* seus subordinados a criar, a inovar, a propor soluções aos problemas da empresa.

Pense nisso. Não tome para si um crédito que não lhe pertence. Dê crédito. As pessoas irão *acreditar* em você mais e mais quanto mais você souber dar crédito a elas.

Nem Simples, Nem Complexo

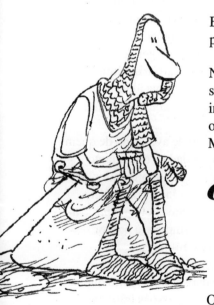

Em meio ao nosso dia-a-dia, não nos sobra tempo para pensarmos em grandes questões filosóficas.

Nossa empresa, nosso esforço, não teria sentido se não estivessem fundamentados pela nossa inteligência, pela nossa razão. A empresa, o trabalho, fazem parte de nossa *vida*. Mas você já parou para pensar em

o que é <u>Viver?</u>

Os grandes antropólogos de empresa atuais resumiram, de forma bastante concreta, a resposta a essa pergunta de todos nós:

Viver é concentrar a *inteligência* e a *vontade* no que é *essencial* no *momento presente*, sem se poupar!

E aqui é preciso dar uma explicação.

Há situações em que o nosso momento presente é "planejar" algo que não sabemos se iremos realizar ou concretizar no futuro. Assim, não tem cabimento alguém chegar no aeroporto e dizer à recepcionista da companhia de aviação:

— Quero ir para Rio Branco agora!

Ela por certo perguntará:

— O senhor viu em que vôo deseja ir? Comprou um bilhete? Reservou seu lugar?

E o sujeito responde:

— Não! Minha vida é o momento presente e quero ir agora!

Ao que, com certeza, a recepcionista responderá:

— Sinto muito. Primeiro, não há vôo para Rio Branco e, segundo, para viajar o senhor tem que comprar um bilhete, fazer uma reserva etc.

Assim, muitas vezes, o momento presente é planejar o futuro e sabemos, pela *inteligência*, que este poderá não ocorrer.

Se queremos viajar para Rio Branco, temos que escolher o vôo, comprar o bilhete etc., *mesmo sabendo que poderemos não viajar*.

Definitivamente, *"viver o momento presente" não é* fazer as coisas loucamente no momento em que queremos, sem planejamento.

Viver é Trabalhar?

Os filósofos contemporâneos dizem que o maior desafio do século XXI será justamente transformar o trabalho em um tempo de crescimento, desenvolvimento pessoal, alegria etc. Isso porque passamos no trabalho as 8 melhores horas de cada dia, durante os 35-40 melhores anos de nossa vida! O dia tem 24 horas para todas as pessoas:

- **8 horas de repouso**
- **8 horas de trabalho**
- **8 horas restantes**

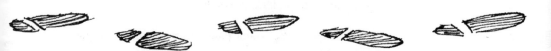

O desafio é, portanto, transformar as 8 horas de trabalho nas melhores horas do dia (é o horário nobre – das 8 às 18) e os anos de trabalho, nos melhores anos da vida (são os anos mais nobres da vida). E não em horas e anos de tensão, ansiedade, irritação, fofoca etc.

Siga Estes Passos!

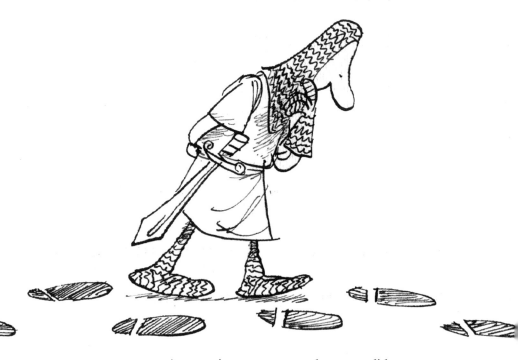

As pesquisas com pessoas bem-sucedidas revelaram alguns passos importantíssimos seguidos por essas pessoas. Preste atenção e coloque-os em prática!

Definição de Objetivos

- ***Saiba*** **o que é** *essencial.*

- ***Queira*** **o** *essencial.*

> Não basta "saber" o que é ***essencial***.
> Isso, a maioria das pessoas "sabe".
> Nós "sabemos" o que devemos fazer para
> manter nosso casamento. Sabemos o que devemos
> fazer para evitar acidentes de trabalho.

- **O problema não é** *saber* **o que é** *essencial.*

- **O problema é** *querer* **o** *essencial*!

> O conselho é justamente que você, além de saber,
> passe a *querer* aquilo que deve fazer no momento
> presente.

Vá Além!

- **Passe por cima do cansaço!**

Tem gente que parece ter nascido cansada!
Fica se poupando o tempo todo: vive reclamando!
O "tanque de combustível" do homem
tem *o dobro* do combustível do tanque original.
Se você souber usar sua "reserva", verá que irá
longe, mesmo depois de estar cansado.

"O Homem vai longe, depois de estar cansado"

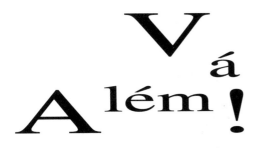

Nós, antropólogos, analisamos os seres humanos
em situações de extremo estresse – guerras,
doenças etc. O que vemos é a incrível capacidade
do ser humano para vencer seus próprios limites!

- **Não desista!**
- **Faça de novo!**

Invista em Você

Num tempo de mudanças como o que estamos
vivendo, o maior risco que corremos é o de
ficarmos para trás, de nos fossilizarmos,
de ficarmos atrasados com a tecnologia,
com novos processos que surgem a
cada dia no setor em que trabalhamos.

Conheço muita gente que fica esperando que a
empresa ou que outras pessoas lhes forneçam os
meios para que aprendam mais, para que cresçam
mais. Isso é um grande erro. Outro dia mesmo,
numa multinacional de origem americana, havia
um supervisor sendo cogitado para ser promovido
a gerente. Quando lhe perguntaram se falava
inglês, ele respondeu: *"Esse é o meu problema.
Eu não sei falar inglês"*. E é claro, não foi
promovido. Ele veio conversar comigo e eu lhe
perguntei há quantos anos trabalhava naquela
empresa americana. Ele respondeu: *"15 anos"*,
e emendou, *"justo agora que aparece essa
minha grande chance, eu fui preterido só
porque não falo inglês"*. Eu não tive outra
reação a não ser perguntar a ele:

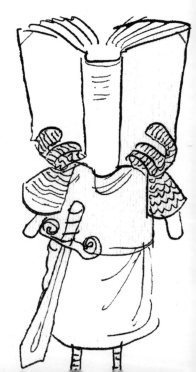

"Você trabalha há 15 anos numa empresa multinacional americana e nunca se interessou em aprender inglês?"

Ele respondeu:

"Fiquei esperando que a empresa me fornecesse um curso de inglês e o tempo foi passando..."

Ninguém investe em pessoas que não investem em si próprias em primeiro lugar. Ninguém gasta vela com mau defunto, como diriam os antigos.

Quem tem a obrigação de aprender sobre o que fazemos ou de como nos aperfeiçoar somos nós próprios. Por menos recursos que tenhamos, é preciso que disponibilizemos dinheiro, tempo e energia para nos aperfeiçoarmos fazendo cursos, aprendendo, nos interessando pelas coisas que fazemos e por novas tecnologias, como aprender a trabalhar com computadores, por exemplo.
Se você trabalha em uma empresa que produz ou vende cerveja, trate de saber a diferença entre *Pilsen, Bock, Lagger* e outros tipos de cerveja.
Se você trabalha numa empresa que produz ou vende papel, saiba os vários tipos de papel existentes no mercado mundial e quais os seus usos, e assim por diante. Vá a uma biblioteca, pergunte, consulte uma biblioteca, entre na Internet, se interesse, envolva-se com aquilo que faz. Invista em você em primeiro lugar.

Um Pequeno Teste

Faça, a seguir, este pequeno teste, escrevendo **V** (verdadeiro) ou **F** (falso) na frente de cada uma das afirmações:

☐ Eu poderia me dedicar muito mais no trabalho, mas não acho que valha a pena ou que meu patrão mereça.

☐ Eu cuido muito de mim mesmo para não me estressar. Assim, quando me pedem alguma coisa, eu penso muito antes de participar e quase nunca participo, pois não quero me aborrecer.

☐ Sou uma pessoa de humor difícil. Isso já vem de família.

☐ Há dias em que não suporto brincadeira de ninguém. Pobre do que fizer uma brincadeira comigo!

☐ Entro no trabalho na hora certa e saio na hora certa. Já deixei claro a todo o mundo que ninguém deve contar comigo fora do horário do expediente!

O Teste

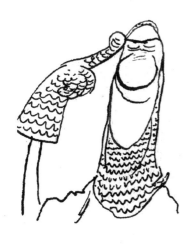

Se você colocou **V** (verdadeiro) para a maioria das afirmações, você ainda não compreendeu que, na vida, não faz sentido se economizar.
Pessoas que vivem se protegendo pelo medo do estresse na verdade vivem mais estressadas pela falta de reconhecimento social.

Você também é uma pessoa dominada pela linha da "sensibilidade" e não pelo equilíbrio entre "convicção e sensibilidade".

Se você colocou **F** (falso) para a maioria das afirmações, parabéns! Você é alguém que compreende que o homem vai longe depois de estar cansado e está sempre disposto a participar e a colaborar. Isso faz uma diferença enorme na auto-estima e no conceito que as pessoas terão de você.

Preste Atenção!

- **Controle sua atenção.**
- **Pergunte.**
- **Questione.**
- **Doe-se ao momento presente.**

Prestar atenção é um "treino". Olhe nos olhos de quem está falando. Não fique pensando no que você vai dizer após a pessoa falar, mas sim no que a pessoa está falando.

Uma boa fórmula para você aprender a prestar atenção é imaginar quais *perguntas* você poderia fazer àquela pessoa, sobre o que ela está falando. Perguntar é um hábito de pessoas inteligentes. Saber perguntar é, na maioria das vezes, mais importante do que saber responder.

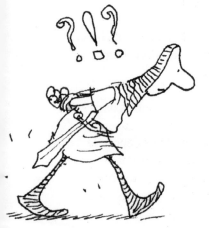

Tome a Iniciativa

- **Não espere muito!**
- **Arrisque uma saída heróica!**
- **Assuma!**
- **Não se omita!**
- **Decida!**
- **Faça!**
- **Erre!!!**

Se você ficar esperando para ver as coisas acontecerem, dificilmente terá sucesso. É preciso *tomar a iniciativa*. É preciso ser *pró-ativo*, que significa não ser apenas *reativo* ou reagir aos acontecimentos, mas sim ir além, acreditar na mudança e ter a coragem de *ERRAR*.

Lembre-se:

"Só não erra quem não faz!"

Desenvolva uma Visão Criativa

- **Procure *inovar*.**
- **Evite só copiar.**
- **Arrisque para conseguir algo novo!**

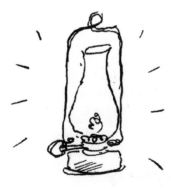

O passado já não nos ensina muito mais; estamos na era da *criatividade*. Não adianta muito olhar para o passado. O mundo mudou! As pessoas mudaram! Tudo o que deu certo até agora, nem sempre dará certo daqui para a frente.

Criatividade e inovação são dois fatores essenciais de sucesso. Agora é hora de questionar, cismar, criar, propor coisas novas, tentar o impossível e o que ainda não foi tentado!

Colocando as Coisas em Ordem

Veja o seguinte texto atribuído a **Marina Colassanti,** uma grande autora brasileira. Alguns trechos vão a seguir. Veja que interessante:

**"Eu sei que gente se acostuma.
Mas não devia.**

"A gente se acostuma a morar em apartamentos de fundos e a não ter outra vista que as janelas ao redor. E porque não tem vista, logo se acostuma a não olhar para fora. E porque não olha para fora, logo se acostuma a não abrir de todo as cortinas. E porque não abre as cortinas, logo se acostuma a acender mais cedo a luz. E à medida que se acostuma, esquece o sol, esquece o ar, esquece a amplidão.

"A gente se acostuma a acordar de manhã, sobressaltado, porque está na hora. A tomar café correndo porque está atrasado. A ler o jornal no ônibus porque não pode perder o tempo de viagem. A comer sanduíches porque já é noite. A cochilar no ônibus porque está cansado. A deitar cedo e dormir pesado sem ter vivido o dia.

"A gente se acostuma a abrir o jornal e ler sobre a guerra. E aceitando a guerra, aceita os mortos e que haja número para os mortos. E aceitando os números, aceita não acreditar nas negociações de paz.

(...)

71

*"A gente se acostuma a coisas demais,
para não sofrer. Em doses pequenas,
tentando não perceber, vai afastando uma dor
aqui, um ressentimento ali, uma revolta acolá.
Se o cinema está cheio, a gente senta na
primeira fila e torce um pouco o pescoço.
Se a praia está contaminada, a gente só molha
os pés e sua no resto do corpo. Se o trabalho está
duro, a gente se consola pensando no fim de
semana. E se no fim de semana não há muito o
que fazer, a gente vai dormir cedo e ainda fica
satisfeito porque tem sono atrasado.*

*"A gente se acostuma para não se ralar na
aspereza, para preservar a pele. Se acostuma
para evitar feridas, sangramentos,
para esquivar-se da faca e da baioneta,
para poupar o peito. A gente se acostuma
para poupar a vida. Que aos poucos
se gasta, e que, de tanto acostumar,
se perde de si mesma."*

Sem comentários... Pense neste texto.

Desenvolva sua Autodisciplina

- **Discipline-se em função de seus objetivos.**
- **Domine o comodismo.**
- **Faça uma lista de coisas que você precisa vencer em si mesmo.**

Nem sempre a melhor estrada é a que nos leva para onde desejamos ir. Às vezes, haverá estradas melhores. A pergunta é se ela nos leva para onde queremos chegar.

A chamada *inteligência emocional* nada mais é do que o desenvolvimento da *autodisciplina*. Devemos nos disciplinar em função dos objetivos e metas que traçamos para nossa vida e perseverar.

Há pessoas que procuram sempre a melhor estrada, a mais fácil, a mais bem pavimentada. Nem sempre chegarão onde desejam.

Se nosso objetivo está determinado, então temos que *revisar os freios, verificar os faróis, trocar os pneus* e tomar a estrada que para lá nos leve, apesar de não ser a melhor, nem a mais fácil.

Administre bem o seu Tempo

- **Não perca tempo com coisas acidentais.**
- **Faça uma lista de atividades diárias.**
- **Reserve tempo para o que vale a pena!**

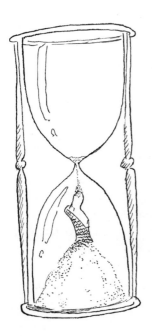

O homem mais rico do mundo não pode comprar, nem alugar, nem "fazer um *leasing*" de 5 minutos sequer do tempo de outra pessoa.

No século XXI, vencerá a pessoa que fizer mais e melhor em menos tempo. Vencerá a concorrência, conquistará e manterá clientes fiéis a empresa que fizer o seu cliente ganhar ***tempo***.

Tempo é hoje o bem mais precioso, de valor inestimável, justamente porque não pode ser comprado, nem vendido.

Tenha Tempo para Você!

É pura verdade que o mundo de hoje é estressante, corrido, impiedoso até. O aumento da competição pelo emprego, para vencer a concorrência, para desenvolver novos produtos e serviços tem nos feito trabalhar mais e mais – vivemos numa verdadeira roda-viva!

Cuidado!

Pessoas estressadas, cansadas, mal-dormidas, mal-humoradas não conseguem desenvolver a *criatividade e inovação* tão necessárias hoje em dia. Pessoas que só pensam em trabalhar, trabalhar, trabalhar não têm cabeça livre para criar e inovar. **Cuidado!**

Tempo é questão de preferência!

É preciso achar um tempo para você, para sua família, para sua recreação e para o seu lazer. É preciso ter tempo para ir a um cinema, a um jogo de futebol, a um restaurante. É preciso ter tempo para ler um bom livro, passear, viajar com a família, visitar amigos e "jogar conversa fora" de vez em quando. É preciso ter tempo para brincar com os filhos, participar da escola em que estudam, assisti-los num jogo ou num balé. É preciso ter tempo para ir a um teatro, a um circo, a uma festa sertaneja ou feira que está acontecendo em nossa cidade.

Quem só trabalha vira "bicho"! Quem só trabalha, só fala em serviço, fica isolado. Ninguém o suporta! **Cuidado!** Conheço pessoas que "deram a sua vida" para o trabalho e terminaram estressadas e enfartadas e, o que é pior, sem o reconhecimento dos outros.

O que sua empresa quer é a sua *inteligência, criatividade, capacidade inovadora, motivação, comprometimento* e não o seu "sangue".

Pense nisso.

Será que você está dando o necessário tempo para a sua recuperação física e psíquica? Não estará você querendo provar para você mesmo que é um super-homem ou uma supermulher que só pensa em trabalhar, trabalhar, trabalhar? Tenha tempo para **você**!

Pare!

Num mundo frenético como o que vivemos, temos que aprender uma coisa essencial para o sucesso: **PARAR!**

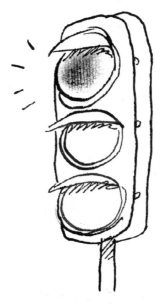

Parar não significa deixar de trabalhar. Nem significa trabalhar menos. Muito menos significa entregar-se ao ócio desmesurado. Significa, isto sim, fazer (como os orientais nos ensinam) pequenas paradas para que coloquemos nossa cabeça novamente a prumo. Para que pensemos se o que estamos fazendo é realmente o que *deveríamos estar fazendo*. Muitas vezes, o ritmo frenético em que vivemos nos faz fazer coisas sem que tenhamos tempo para pensar, questionar, analisar. Só mesmo *parando* é que poderemos retomar a consciência de nossos atos e o valor de nossas ações.

Essas "paradas" podem ser de poucos segundos, alguns minutos ou mesmo de um ou dois dias. Simplesmente parar! Parar para pensar. Parar para uma auto-análise, para um encontro consigo mesmo. Parar para observar, analisar, prestar atenção ou até fazer uma breve oração pode nos colocar novamente no caminho certo de onde, sem querer, nos desviamos com a loucura do "fazer", do "empreender", do "realizar".

É preciso que tenhamos tempo para nós mesmos.
Olhar para o vazio, observar a natureza,
uma criança, pessoas, pode nos levar a reflexões
às quais nos desacostumamos pelo corre-corre do
cotidiano. Parar nos ajudará a caminhar ainda
mais rapidamente, porém no rumo certo.
Parar nos fará mais donos de nós próprios,
mais conscientes de nossas ações e omissões.
Parar nos fará compreender e assumir nossas
fraquezas e virtudes. Parar é essencial para quem
quer vencer os desafios do mundo
contemporâneo. Correr sem saber direito para
onde se está indo é uma insanidade. Correr sem
destino é estressar-se. A "lei dos intervalos" é
uma das mais importantes da psicologia e da
aprendizagem.

Tudo tem que ter uma "pausa" (até a música,
a dança) para que seja agradável e perfeito.
A vida também. Saber parar é uma arte que só os
mais sábios dominam.

Saber parar é a essência do caminhar.

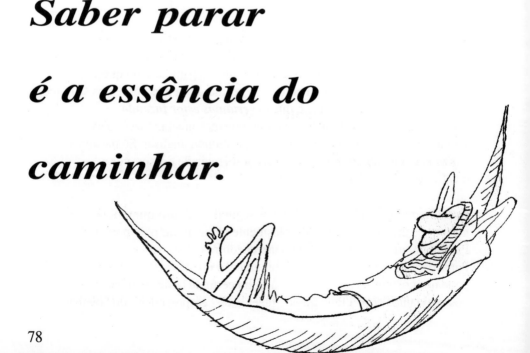

Saiba Relaxar

O mundo de hoje é extremamente tenso. A tensão leva à ansiedade. A ansiedade traz a tensão, num círculo vicioso dos mais graves para a saúde do executivo. Pessoas tensas, nervosas, não conseguem decidir bem. Têm a sua visão do mundo perturbada pela ansiedade e pelo medo do futuro. Pessoas tensas são quase sempre negativas, negadoras e levam esse negativismo para toda a empresa, criando um clima desolador de fracasso.

É preciso saber relaxar.

Há muitos cursos e livros que ensinam técnicas de relaxamento. Todas são válidas. O mundo de hoje exige que nos utilizemos dessas técnicas.

A criatividade não pode ocorrer numa mente tensa. A inovação exige paz, calma. Temos que aprender a reconhecer o valor de nosso sub-consciente para podermos vencer os desafios da modernidade.

Tire férias.
Exija que seu pessoal tire férias.

Não se permita e nem às pessoas que trabalham com você que sejam "estouradas" de tanto trabalhar e não descansar, não relaxar. O que antigamente poderia ser uma virtude (trabalhar sem tirar férias, sem descansar) é hoje um crime. As pessoas pensam estar ganhando. As empresas pensam estar ganhando, mas, na verdade, todos perdem num ambiente onde as pessoas vivem sobrecarregadas de serviço e tensão. Os problemas não passarão com a sua ansiedade. Eles só piorarão. A crise não passará porque você não tira férias há anos.

Pense nisso.

Relaxe!

Discuta suas Idéias

- **O ser humano é um ser gregário.**

- **Não viva isolado!**

O ser humano é um ser social. Viver isolado, fechado, solitário é um comportamento anti-humano.

Trocar idéias, perguntar, trabalhar em grupos, fazer reuniões sociais ou de trabalho são atitudes e comportamentos próprios do ser humano.

Os solitários, eremitas, são sociopatas. Pessoas que não conseguem conviver com as outras em seu trabalho ou na família são igualmente sociopatas.

O ser humano foi feito para conviver, isto é, "viver com" seus semelhantes.

A União

"Toda a vida (ainda das coisas que não têm vida) não é mais que uma união. Uma união de pedras é edifício; uma união de tábuas é navio; uma união de homens é exército.

"E sem essa união, tudo perde o nome e mais o ser.

A União

"O edifício sem união é ruína; o navio sem união é naufrágio; o exército sem união é despojo.

"Até o homem (cuja vida consiste na união de alma e corpo) com união é homem, sem união é cadáver.

A União

"Por mais alta que esteja a cabeça, se não está unida é pés. Por mais ilustre que seja o ouro, se não está unido é barro. Nobreza e desunida, não pode ser, porque em sendo desunida, logo deixa de ser nobreza, logo é vileza.

A União

"Para derrubar um reino e muitos reinos em que há desunião, não são necessárias baterias; não são necessários canhões; não são necessários trabucos; não são necessárias balas, nem pólvora.
Basta uma pedra: o lápis.

A União

"Para derrubar um reino e muitos reinos em que falta a união, não são necessários exércitos; não são necessárias campanhas; não são necessárias batalhas; não são necessários cavalos; não são necessários homens; nem um homem, nem um braço, nem uma mão.

A União

*"Nós temos muito boas mãos
e o sabem muito bem os nossos
competidores.*

*Mas se não tivermos união,
nem eles haverão mister mãos
para nós, nem a nós
nos hão de valer as nossas."*

Padre Antônio Vieira

**Sermão do Santíssimo Sacramento
Pregado em Santa Engrácia no ano de 1662.**

Aprenda com os Insucessos

- **De um fracasso, faça um sucesso!**
- **Analise as causas e os erros cometidos!**
- **Recomece!**

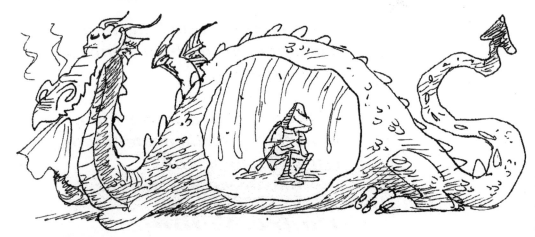

Há pessoas que ficam presas, travadas por causa de erros que cometeram no passado. Não conseguem se livrar de sentimentos de culpa.
Ficam remoendo dentro de si o que fizeram e não se perdoam jamais.
Essas são realmente as pessoas mais infelizes!

É preciso lembrar que, se a vida é o *momento presente*, a grande verdade é que **_VIVER É RECOMEÇAR SEMPRE!_**

Dois Sentidos não Assam Milho...

Cheguei cedo para o churrasco na fazenda de um amigo no interior.
Quando entrei, a cozinheira, atarefada, me disse:

"Ainda bem que o senhor chegou! A carne está na churrasqueira lá no fundo e eu tenho que olhar o arroz e o feijão e ainda fazer a farofa. E eu fico correndo daqui prá lá e o feijão começou a queimar. Isso não dá certo! Dois sentidos não assam milho!"

Ouvi aquilo com atenção e fiquei pensando no que significaria aquele *"dois sentidos não assam milho..."*. Perguntei à velha cozinheira e ela me deu uma verdadeira aula de "foco".

Ela me disse:

"As coisas só dão certo quando a gente presta atenção numa coisa de cada vez. As coisas só dão certo quando a gente faz uma coisa de cada vez. Não adianta querer fazer as coisas com dois 'sentidos' (isto é, duas "direções"). A gente tem que ter um 'sentido' só, uma direção só. Tem gente que quer ir aqui e ali ao mesmo tempo e acaba não indo prá lugar nenhum. O milho não assa! O milho queima!"

E eu fiquei pensando na sabedoria popular.
Na sabedoria dos mais velhos. Na sabedoria das
pessoas simples. A gente estuda, estuda, lê livros
complicados, faz cursos no mundo inteiro,
para muitas vezes nem chegar perto da sabedoria
de uma senhora simples que, com "bom senso",
diz e sabe das coisas que realmente importam
na vida.

As maiores autoridades mundiais em
administração e gestão hoje falam da importância
do *"foco"* para pessoas e empresas.
As empresas e pessoas têm que ter "foco",
isto é, concentrar-se nas suas fortalezas.
A falta de foco faz com que as empresas não
consigam formar a necessária "identidade" de
marca na cabeça de seus clientes. Sem foco as
pessoas não conseguem se desenvolver,
investir em si próprias, ter sucesso.

Pense nisso. Será que não temos o péssimo hábito
de querer fazer tudo ao mesmo tempo e deixamos
o milho queimar?

Lembre-se que

"dois sentidos não assam milho".

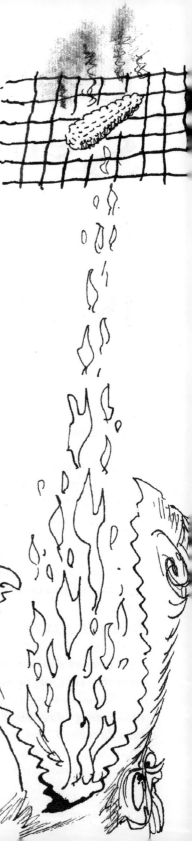

Não Deixe uma Idéia Fugir...

Em geral, temos boas idéias em três situações:

- **Dormindo**

- **No banheiro**

- **Dirigindo o automóvel**

A explicação é que, nessas situações, o nosso subconsciente fica liberado e a tal idéia vem ao consciente. Essa é a hora de agir!

Pegue um lápis e um papel e escreva a sua idéia em seus mínimos detalhes. Não deixe para depois! Se você deixar para escrever no dia seguinte, a idéia que parecia ser grande e importante lhe parecerá pequena e sem importância.

Você, que de madrugada era um "leão" e iria modificar tudo, na manhã seguinte é o mesmo "rato" que acha melhor se acomodar e deixar as coisas como sempre estiveram.

O momento da percepção é o momento da ação!

- *Tenha sempre um lápis e papel à mão.*

O Poder da Intuição

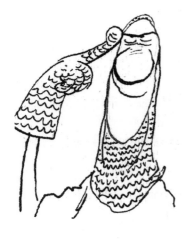

Tenho o hábito de ler biografias de pessoas que são sucesso em várias áreas da vida, desde o fundador da IBM – Thomas Watson, até o Papa João Paulo II.

O que mais me chamou a atenção nessas várias biografias é que todas as pessoas declaram em algum ponto, como fator fundamental para o seu sucesso, o fato de **acreditarem e respeitarem suas intuições** e mesmo de *anteverem as coisas que desejavam que ocorressem com riqueza de detalhes, muito tempo antes de elas ocorrerem.*

Ninguém ainda sabe direito como a intuição ocorre na mente das pessoas. O fato é que ela existe, é forte e é determinante para o sucesso.

Ela surge quando você menos espera. Às vezes,
vem mesmo fora de hora, como um *flash*.
O grande "perigo" é que quase nunca prestamos
atenção a ela. Não a alimentamos. Não a fazemos
crescer e tomar forma. E, por isso, ela se perde.

A intuição, na verdade, é fruto de nosso
subconsciente. As idéias ficam horas, meses,
anos amadurecendo em nosso subconsciente e,
de repente, elas brotam no consciente.
Precisamos treinar nossa mente para reconhecer
uma intuição e respeitá-la.

Às vezes, assistindo a um filme ou viajando,
você vê uma coisa que lhe chama a atenção mais
do que o normal. Uma idéia lhe vem à cabeça.
Você logo a descarta porque acha que ela é louca
ou boba. Não estará aí uma idéia a ser elaborada
e respeitada? Os grandes cientistas afirmam que
suas maiores teses vieram às suas mentes em
circunstâncias as mais inusitadas e improváveis,
quase "por acaso".

Gostaria de pedir a você, que está lendo este livro,
que se dispusesse a treinar em si próprio a
atenção às intuições. Faça um filme passado de
sua vida e veja que as coisas que deram certo
para você ocorreram sempre através de alguma
intuição forte que o fez caminhar naquela direção.

Os grandes empresários têm na intuição um dos
seus maiores "dons". Eles crêem no que ninguém
acredita e fazem o que ninguém faria.
Daí, experimentam o sucesso.

O Empreendedor de Sucesso

Um estudo realizado nos EUA definiu cinco características básicas para um empresário obter sucesso em seu negócio. São elas:

1) **Um alto grau de energia.**

2) **Capacidade de pensar como um empreendedor.**

3) **Talento no relacionamento com pessoas.**

4) **Habilidade em comunicação.**

5) **Conhecimento técnico daquilo que faz.**

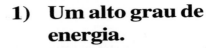

Vamos analisar um pouco cada uma delas:

1) Alto Grau de Energia

É preciso ter *comprometimento* e habilidade para conseguir que as coisas sejam feitas; *persistência* para fazer as coisas até o seu final; energia física e mental; iniciativa, vigor e muita *força de vontade* para empurrar um projeto ou um sonho até o fim.

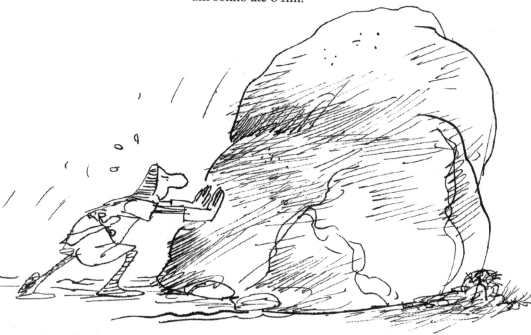

2) Pensar como Empreendedor

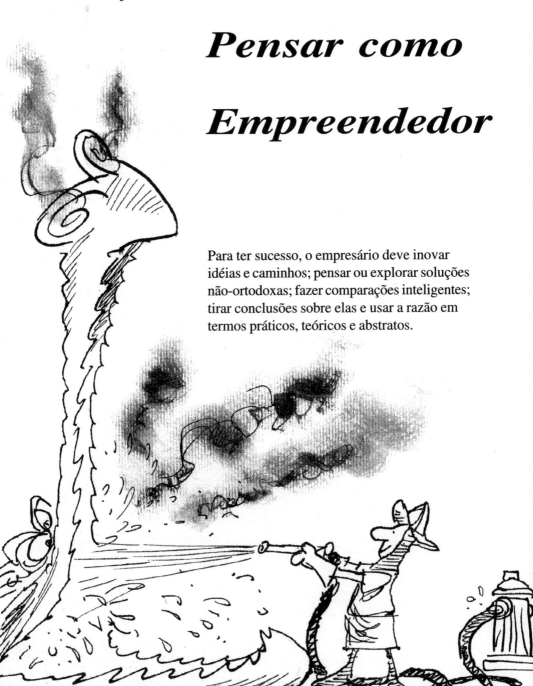

Para ter sucesso, o empresário deve inovar idéias e caminhos; pensar ou explorar soluções não-ortodoxas; fazer comparações inteligentes; tirar conclusões sobre elas e usar a razão em termos práticos, teóricos e abstratos.

3) Talento no Relacionamento com as Pessoas

Envolve a vontade e disposição da pessoa em trabalhar com outras pessoas, aceitar comentários, rir e sorrir de situações mesmo quando as coisas vão mal. Esta parece ser a principal característica, diz o estudo.

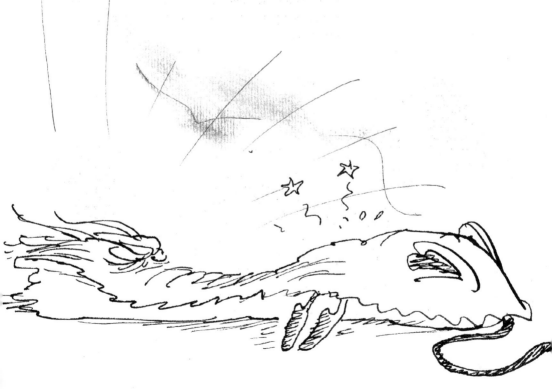

4) Habilidade em Comunicação

Envolve a habilidade de falar de forma clara, sem rodeios, sem rebuscamentos e a habilidade de ouvir, realmente escutar as pessoas, absorver e entender o que elas dizem. Escrever de forma clara e concisa, tendo a capacidade de transmitir confiança para as pessoas com quem se comunica.

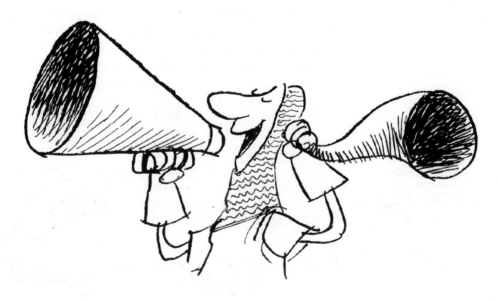

5) Conhecimento Técnico

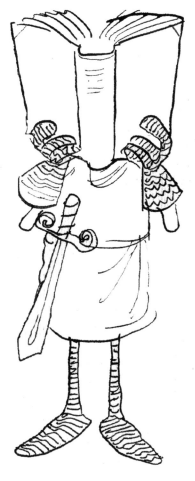

Curiosamente, a última da lista. Envolve a capacidade do executivo em obter e trabalhar as informações sobre o que faz, o que vem acontecendo em seu campo de atuação, quais as mudanças prováveis e preparar-se para elas. Isto é claro, requer, vontade, estudo e dedicação.

Gostaria que você tomasse um pouco do seu tempo para fazer uma auto-análise do seu perfil como empreendedor. Nenhuma empresa, nenhum negócio pode prosperar sem uma atitude empreendedora do empresário, diretores, gerentes, supervisores. Desenvolver as habilidades de empreendedor é fator fundamental para o sucesso. Depois da auto-análise, sugiro que coloque num papel quais das cinco características você precisa desenvolver. Depois escreva o que pretende fazer para desenvolvê-las. Coloque um prazo para isso e defina os meios, a metodologia, as estratégias que você utilizará. Só assim, com muita *vontade e determinação*, o sucesso chegará. Como diziam os mais velhos, o único lugar em que Sucesso vem antes de Trabalho é... no dicionário.

Mantenha
Boa Saúde
Física e
Mental

- **Faça exercícios.**

- **Faça periódicas revisões de saúde.**

- **Saiba descansar e relaxar.**

- **Curta a VIDA!**

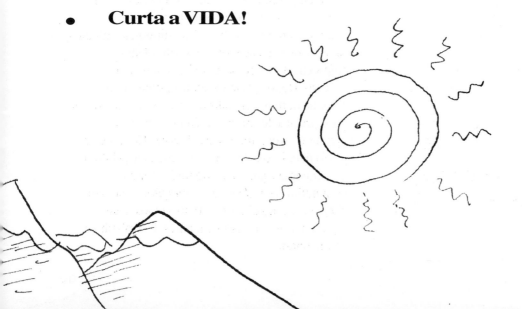

A saúde física é importante e, em geral, temos boa consciência dela. Sabemos quase tudo o que precisamos para manter nossa saúde física. Conhecemos boa parte das regras para a sua manutenção.

O que mais deveria nos preocupar nos dias de hoje é a **_saúde mental_**. Tem muito "louco" solto! É o chamado "fronteiriço". (Brincando um pouco com a situação, é aquele que está fora do hospício, mas se estivesse lá dentro, não teria alta!) São pessoas negativas e negadoras!

— **Vamos fazer um piquenique domingo?**

E elas respondem de imediato:

— **Vai chover!**

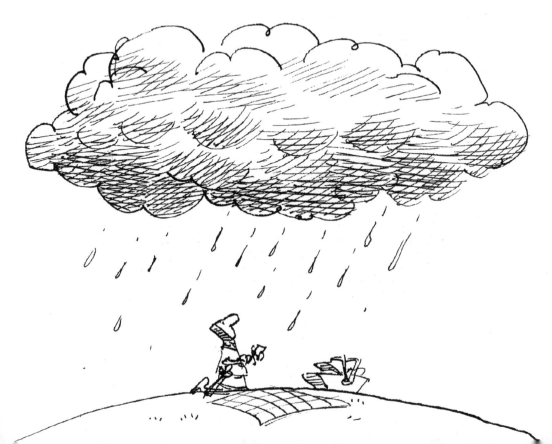

Essas pessoas azinhavram maçanetas de porta quando as tocam! Azedam baldes de sal de frutas! Se você tiver uma idéia, não conte a elas porque lhe dirão:

— Não vai dar certo!

Elas "sugam" a energia que temos com sua negatividade. Só enxergam a "metade vazia" do copo.

Se você tem tendência a ser uma pessoa negativa, **_cuidado!_** Se você convive no trabalho ou em sua casa com pessoas negativas, redobre o **_cuidado!_**

O mundo de hoje exige que sejamos positivos. Não significa ser "Alice no País das Maravilhas" e não ser capaz de enxergar a dura realidade das coisas e da vida.

Trata-se de ver, enxergar e entender que também existe sempre um lado positivo que pode ser melhorado, aumentado, incrementado, tanto nas pessoas como nas coisas.

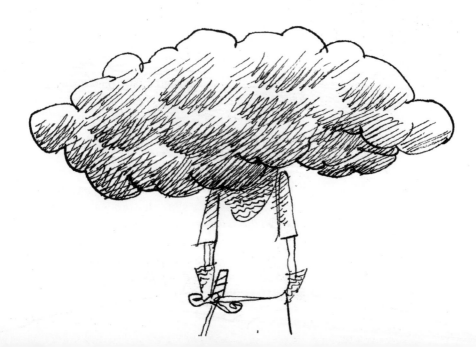

Esfrie a Cabeça!

O excesso de preocupação é fatal para o sucesso!
Pessoas excessivamente preocupadas –
"cabeças-quentes" – como dizemos,
não têm a necessária tranqüilidade para observar,
analisar e decidir com rapidez e acerto.

A preocupação excessiva impede o raciocínio,
bloqueia a visão e nos faz até surdos para o lado
positivo das coisas e da realidade. A pessoa
preocupada demais perde as oportunidades de agir
positivamente e não consegue enxergar as
verdadeiras chances de se desenvolver.

Conheço pessoas que criam verdadeiros monstros
em sua imaginação. Tudo é perigoso!
Tudo é problemático! Tudo é impossível!
Todas as pessoas são más! Ninguém presta!
E assim por diante. Essas pessoas são sofredoras
e tornam o ato de conviver com elas um pesado
fardo, quase insuportável.

Vivendo *"pré-ocupadas"* com o perigo,
com a desgraça, com o impossível,
elas não encontram tempo, nem sequer energia
para empreender, fazer, acreditar e vencer.
São pessoas tristes, embotadas, azedas.
Conheço crianças que são verdadeiras vítimas de
mães e pais excessivamente preocupados.
São crianças medrosas, tímidas, não desenvolvem
a necessária autoconfiança para vencer
os desafios do mundo moderno.

A preocupação excessiva impede que as coisas
dêem certo. É tanta energia negativa sobre aquela
pessoa, evento ou fato que a própria descrença se
incumbirá de fazer tudo dar errado.

Não seremos nós também excessivamente
preocupados? Será que nosso excesso de
preocupação não vem nos prejudicando e
prejudicando também nosso desenvolvimento
pessoal e profissional?

Esfrie a cabeça!

Faça estas 10 Promessas

Aqui vão dez promessas-sugestões para você vencer – sem "morrer" – os desafios destes novos tempos:

1ª Promessa

Prometo tentar conviver com o melhor de mim mesmo, fazendo algumas boas concessões em nome da qualidade de vida.

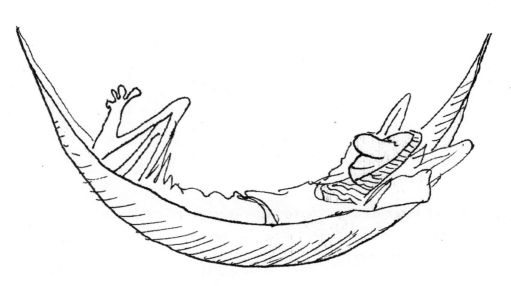

2ª Promessa

Prometo que vou ter mais coragem de errar e permitir que as outras pessoas errem.

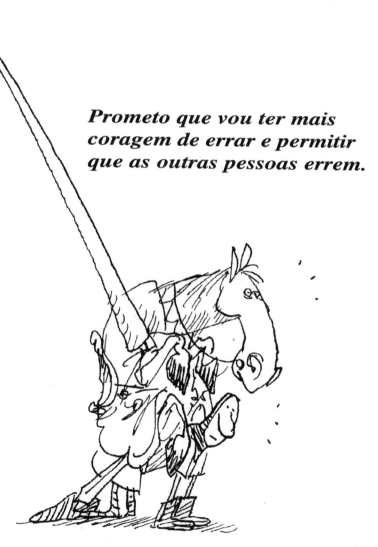

3ª Promessa

Prometo que vou praticar esportes e fazer longas e sadias caminhadas. Prometo dar mais atenção à minha saúde.

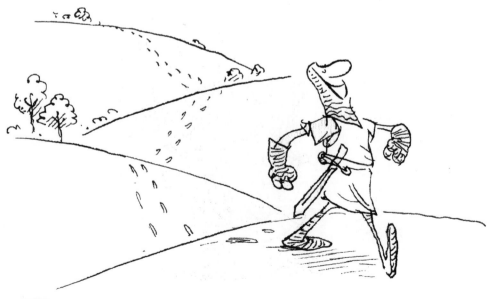

4ª Promessa

Prometo que vou ter um hobby *e dar tempo a ele.*

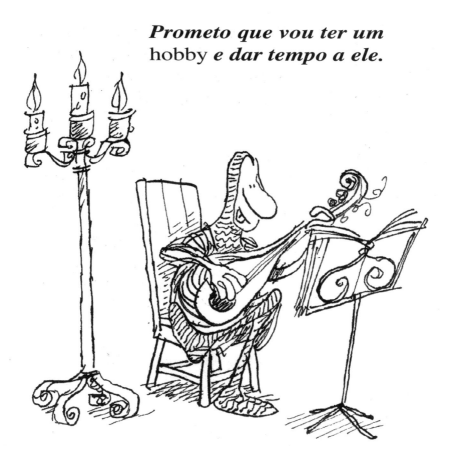

5ª Promessa

Prometo que vou tirar férias e vou viajar para aquele lugar que sempre desejei conhecer ou voltar.

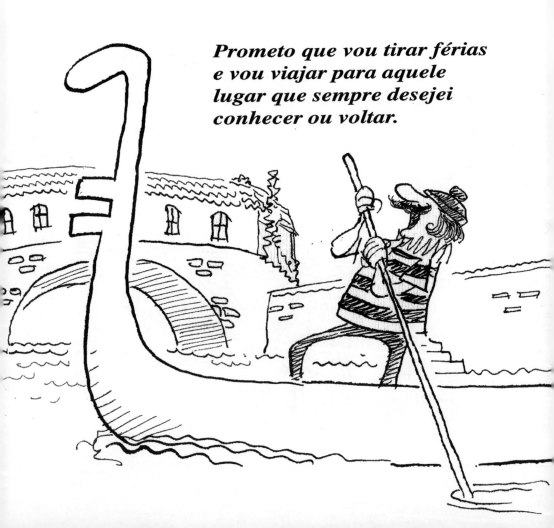

6ª Promessa

Prometo que vou sair mais, namorar mais, amar mais e fazer programas memoráveis com quem amo.

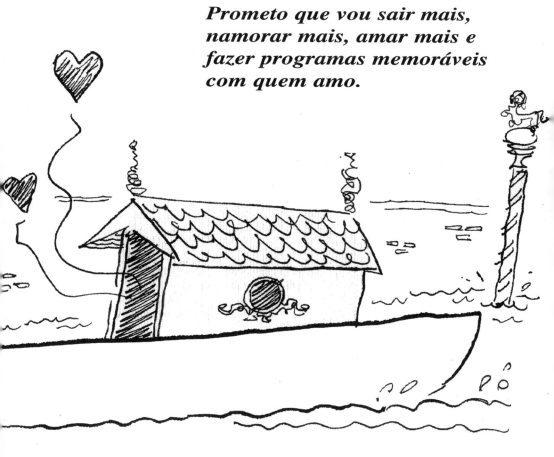

7ª Promessa

Prometo que vou confiar mais em minhas intuições, acreditar e pisar fundo.

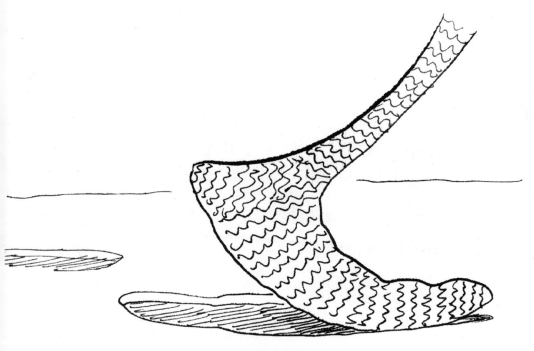

8ª Promessa

Prometo que daqui para a frente vou ter tempo para o que vale a pena.

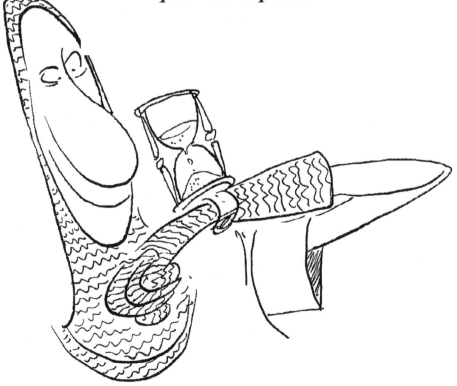

9ª Promessa

*Prometo que só vou me cercar
de pessoas animadas,
com alto astral, entusiasmadas
e prometo me livrar dos
"sugadores de energia"
e dos "corvos".*

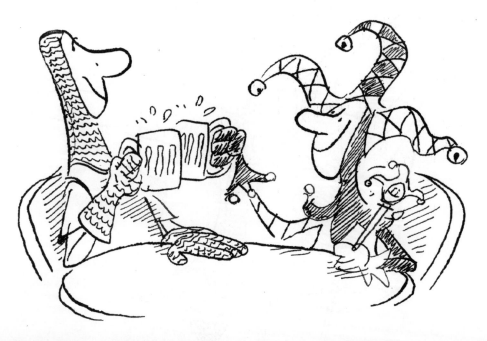

10ª Promessa

Prometo que vou viver, trabalhar, torcer para que o Brasil dê certo e fazer tudo com <u>Entusiasmo e Paixão!</u>

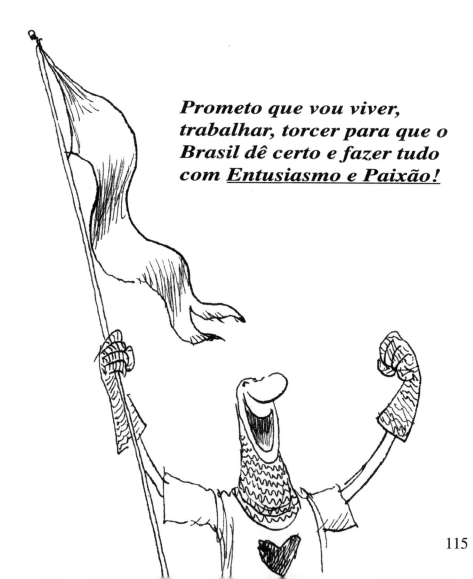

Lembre-se:
Empresa
Não
é
Vampiro!

Há pessoas que confundem trabalhar, dedicar-se à empresa, aos clientes, ao mercado, à marca, com *"dar o sangue"* pela empresa.
Essas pessoas são as chamadas "<u>ativistas</u>".
Matam um leão por dia como elas próprias dizem, trabalham, trabalham, trabalham. São muito "ativas", vivem correndo para cima e para baixo.

116

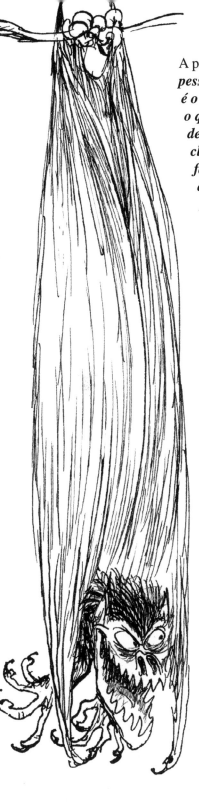

A pergunta é a seguinte: *Será que o que essas pessoas demasiadamente "ativas" estão fazendo é o que elas <u>deveriam</u> estar fazendo?* Será que o que elas estão fazendo está criando a empresa de amanhã, aumentando a fidelização de clientes à marca? Será que o que elas estão fazendo está agregando valor para os clientes da empresa? Será que o que elas estão fazendo não é apenas uma grande "poeira" para que todos vejam e que não tem eficácia alguma? Será que o elas estão fazendo não é simplesmente atormentar a vida de todos?

Empresa não é vampiro. Ela não precisa do "sangue" dos seus funcionários para sobreviver. Ela precisa muito mais da *inteligência, do comprometimento, da participação, da atenção aos detalhes.* Uma empresa precisa de funcionários que realmente reinventem as relações **empresa-mercado-marca-clientes.**

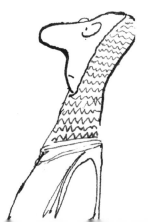

É claro que funcionários dedicados e sempre
presentes são avaliados positivamente.
É claro que funcionários que trabalham muito são
valorizados. Porém, é preciso que tenhamos uma
preocupação genuína com a qualidade da
utilização de nosso tempo. Não basta ficar 12
horas na empresa fazendo coisas irrelevantes para
o sucesso da empresa e seu mercado.

Sempre desconfiei de pessoas que dizem
"dar o sangue" pela empresa.
Sempre desconfiei de pessoas
que nunca tiram férias.
Sempre desconfiei de funcionários
que se acham insubstituíveis.

Gostaria de sugerir que você fizesse uma análise
das suas atividades e visse se você anda fazendo
coisas realmente relevantes para o sucesso da sua
empresa. Veja se o que você faz realmente
agrega valor para a marca, para o mercado,
para os clientes. Não use este texto como
desculpa para trabalhar menos, para se
comprometer menos. Pelo contrário.

A mensagem é de comprometimento total e para
que isso seja realidade é preciso darmos à
empresa muito mais nossa inteligência e vontade
do que nosso "sangue".

Lembre-se disso!

A "Pneumonia Mental"

Ninguém recomenda tomar banho quente e sair na chuva fria sem camisa. Sabemos que poderemos pegar um resfriado, uma gripe, até uma pneumonia e morrer!

Porém, não temos o mesmo cuidado com a prevenção do que eu chamo de *pneumonia mental*.

Pegamos essa pneumonia no contato com pessoas negativas e negadoras, depressivas e invejosas.

Precisamos ter consciência de que o cuidado com a *saúde mental* é responsabilidade nossa, tanto quanto a manutenção da saúde física. Assim, temos que nos afastar de pessoas negativas e negadoras, para evitarmos uma "pneumonia mental".

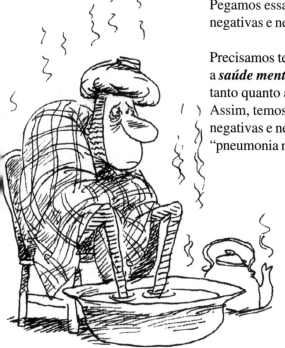

Da mesma forma, devemos evitar a demasiada exposição a notícias ruins, a programas de televisão que só mostram desgraça e devemos evitar, também, filmes depressivos.

A Imprudência Sadia!

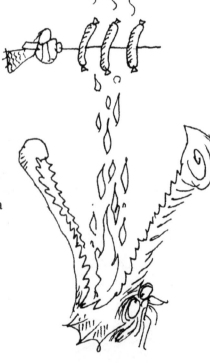

Leia a biografia das pessoas de sucesso. Você verá que, em quase todas, há um momento em que a pessoa toma uma decisão fundamental para o seu sucesso futuro. E, em quase todas, essa decisão é questionada por outras pessoas como sendo um ato de "imprudência".

Seja qual for sua decisão – deixar um emprego para começar o seu próprio negócio, voltar a estudar depois de adulto, abrir uma filial – sempre existirá alguém que dirá que o melhor seria *"ficar quieto", "não fazer"*!

Não estou advogando que você seja imprudente, mas que um pouco de imprudência às vezes é necessário, não tenha dúvida! Essa "sadia imprudência" é que faz a diferença entre vencedores e vencidos. Os vencedores arriscam mais, acreditam mais, têm uma "sadia imprudência" que os impulsiona para o sucesso!

Lebret, escritor e economista francês, disse uma frase que se tornou célebre e que gostaria que você refletisse sobre ela:

"Uma grande obra é sempre, aos olhos do mundo, uma imprudência."

Decida com Rapidez

Hoje, no mundo empresarial, não é mais o maior que vencerá o menor, mas sim,

<u>o mais rápido é que vencerá o mais lento.</u>
É preciso decidir com rapidez!

Mais vale tomar 20 decisões por dia, sendo 5 erradas, do que tomar somente 5 decisões, mesmo que as 5 sejam todas certas.

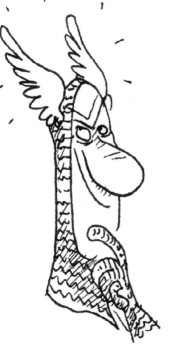

O mundo está muito rápido. O mercado muda muito rapidamente. O comportamento dos consumidores, dos empregados, dos fornecedores, de todos os que fazem parte do "jogo" da vida empresarial, muda muito rapidamente.
Não podemos nos dar mais ao luxo de demorar e protelar a tomada de decisão.

Vejo empresas que ficam analisando, analisando e analisando uma situação, indefinidamente, para depois tomar decisões. Essa *paralisia para analisar* é um grande mal que tem assolado muitas empresas. Quando a decisão é, enfim, tomada, já não tem mais a eficácia que poderia ter. Quantos negócios e clientes são perdidos por falta de uma decisão rápida das gerências, da diretoria ou mesmo do encarregado de resolver o problema. Para decidir com rapidez, é preciso que se tenha *informação.* Para se ter informação, é preciso abrir, descongestionar, liberar, o processo de comunicação dentro da empresa.

É preciso que a informação e a comunicação fluam de baixo para cima e de cima para baixo na hierarquia. Tipicamente falando, numa hierarquia, **sobem informações e descem decisões**. Se as informações subirem truncadas, com ruídos, as decisões tomadas serão cada vez mais erradas, contraditórias, infelizes e confusas.

Libere o processo de comunicação em sua empresa, promovendo reuniões abertas, círculos de qualidade, grupos de estudo etc. Faça com que todos sintam-se **realmente comprometidos** com o processo de tomada de decisões cada vez mais rápidas, cada vez mais acertadas, cada vez mais assumidas com total responsabilidade. Permita o erro. Faça com que seus funcionários tentem mais, proponham mais, façam mais, **decidam mais.**

E lembre-se de uma coisa: se você tiver uma idéia boa, corra para implementá-la, pois, sem dúvida, ela terá ocorrido para mil outras pessoas ao mesmo tempo.

Vencerá quem fizer. Fará quem tomar primeiro a decisão de fazer.

Ninguém Sabe Tudo!

Se Pelé esperasse começar sua carreira jogando no Maracanã, talvez nunca tivesse sido o "Pelé", nem jogado no Maracanã.

Pelé começou a jogar num campo qualquer em Bauru, São Paulo. Um dia, chegou ao Maracanã e aos maiores estádios do mundo.
Não começou "por cima"!

Da mesma forma, se você esperar até ter todas as condições para depois agir, nunca fará nada! Se não tem o melhor computador, faça o possível com o que tem. Se você não tem os melhores funcionários, treine-os! Se você não tem as condições "ideais", use aquilo que você dispõe no momento.

Um dia, você chegará ao seu "Maracanã".
O importante é "começar a jogar"!

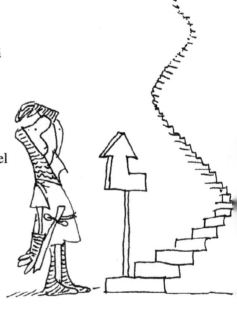

Não é preciso esperar ter tudo ou saber tudo para agir. É a própria ação que nos permite progredir no saber.

O Melhor...

Um dos ditados mais famosos entre os latinos é:

"O MELHOR é inimigo do BOM".

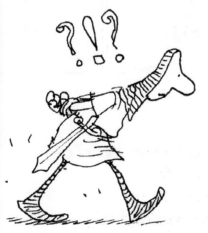

O que isso quer dizer?

Simplesmente que, na ânsia de fazer o melhor (que nem sempre podemos ou conseguimos), deixamos de fazer o bom (que poderíamos fazer ou conseguir). Assim, o melhor acaba sendo o **maior inimigo** do bom.

Estamos no limiar de um novo *MILÊNIO*! Não é apenas um novo século!

No século XXI, repleto de tecnologia e competição, não haverá espaço para a falta de envolvimento, a falta de entusiasmo, a falta de paixão. Não haverá espaço para a *mediocridade*, ou seja, para:

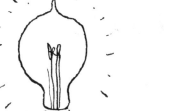

- **Pensar** "pequeno".
- **Acreditar** "pequeno".
- **Tentar** "pequeno".
- **Fazer** "pequeno".
- **Ser** "pequeno".

Pensar Grande!

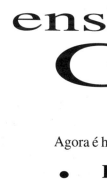

Agora é hora de:

- Pensar **grande!**
- Querer **grande!**
- Agir **grande!**

PENSE!
SUCESSO!
Você merece!

125

Abaixo a Mediocridade!

No século XXI, a grande verdade é que <u>o medíocre não terá espaço</u>.

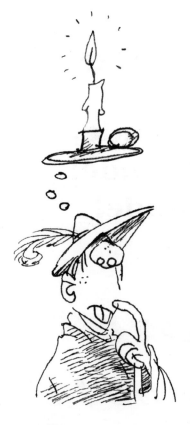

Medíocre é a pessoa que pensa pequeno. Medíocre é aquele que se economiza. Medíocres são aquelas pessoas que não querem se envolver, se comprometer. Medíocres são aqueles que só vêem crise e não oportunidades. Medíocre é aquele que não acredita em si próprio e na sua capacidade de vencer obstáculos. Medíocres são aquelas pessoas que só falam de desgraças, de doenças. Medíocres são aqueles que ocupam seu tempo falando mal dos outros. Medíocre é aquele que só vê o erro. Medíocre é aquela pessoa que só pensa em proibir. Medíocres são aqueles que têm medo do sucesso. Medíocres são os arrogantes. Medíocre é o que não aceita críticas. Medíocres são as pessoas que se deixam influenciar facilmente. Medíocres são os invejosos. Medíocres são os cansados, os sem-vontade, os sem-energia. Medíocre, enfim, é o fracassado e aquele que coloca o seu fracasso como culpa alheia.

O espaço dos medíocres está a cada dia
mais limitado. O mundo de hoje é dos positivos.
O mundo de hoje é dos que fazem. O mundo
de hoje é dos que se comprometem, dos que se
envolvem, dos que se "sujam" por uma causa
justa. O mundo de hoje é dos que têm uma
opinião. Daquele que sabe que o sucesso depende
muito mais de si próprio e do seu esforço do que
da benevolência dos outros. O mundo de hoje é
dos pró-ativos. O mundo de hoje é dos que vão à
luta. O mundo de hoje é dos que acreditam.
O mundo de hoje é dos que têm disposição para
mudar constantemente. O mundo de hoje é dos
que têm desejo de aprender, de crescer, de ser
mais e melhor. O mundo de hoje, enfim,
é dos que têm entusiasmo pelo que
fazem e pela vida.

Gostaria que você se auto-analisasse e visse como
você próprio se classifica.

Abaixo a mediocridade!

O Entusiasmo!

O "otimista" é um reativo! Ele diz:

— **Ouvi o discurso do presidente ontem à noite, fiquei otimista. Li os jornais hoje cedo, fiquei pessimista de novo.**

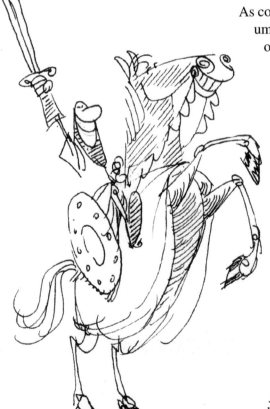

As condições *externas* é que o tornam uma pessoa "otimista" ou "pessimista" – ou um "realista", como dizem os "pessimistas" de plantão...

Nós não precisamos de pessoas "otimistas". Nós precisamos é de pessoas *entusiasmadas*.

A palavra *entusiasmo* vem de *enthousiasmos* (sopro divino, em grego). Na Grécia Antiga, os gregos, além de panteístas, eram politeístas, isto é, acreditavam em muitos deuses. Diz a lenda, que o deus Apolo se pronunciava através dos oráculos. A vidente de Delfos, ao dar os oráculos, sentia-se *entusiasmada*, isto é, *com um deus dentro dela*. E, uma vez entusiasmada, ela era capaz de *transformar a realidade e fazer as coisas acontecerem*, apesar das adversidades aparentes.

Por isso, os gregos iam a Delfos, para que – *entusiasmados pela vidente* – fossem capazes de ter sucesso, *apesar* das adversidades.

Assim, o entusiasmado acredita...

- menos no presidente...

- menos no governo...

- *e mais em si próprio e na sua capacidade de vencer obstáculos e fazer as coisas acontecerem!*

A Paixão!

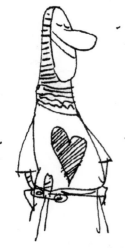

Entusiasmo sem *PAIXÃO* não existe!

- *Paixão* significa colocar a "alma" naquilo que se faz.

- *Paixão* significa acreditar nas pessoas e colaborar com elas.

- *Paixão* significa apaixonar-se por alguém e desejar ardentemente fazê-lo(a) feliz!

- *Paixão* significa emocionar-se frente ao belo, o inusitado.

- *Paixão* significa fazer as coisas com "comprometimento".

Passe do Plano do Choro ao Plano da Ação!

- **É preciso agir!**
- **(Do it now!)**
- ***Faça já!!!***

Você já percebeu como nós reclamamos de tudo? Do emprego, do salário, da família, dos amigos...

Ficar reclamando não resolve nada!

É preciso passar do ***Plano do Choro ao Plano da Ação***. Se você está insatisfeito com alguma coisa, a hora de mudar é agora! Mude já!

Há pessoas que vivem "chorando", e quando ficam velhas se arrependem de não terem tomado nenhuma atitude que pudesse mudar a realidade.

Chorar é fácil!
Reclamar é fácil!
É preciso *AGIR*!!!

e fazer tudo com...
Entusiasmo e Paixão!

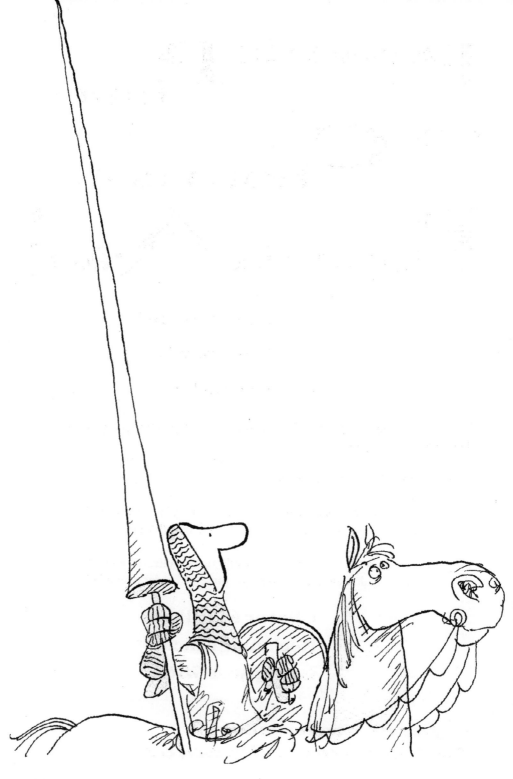

Mande sua Avaliação Agora!

Agora que você acabou de ler este livro,
faça o último teste de auto-avaliação,
destaque a página e envie para:

editora HARBRA ltda.
Rua Joaquim Távora, 629 – Vila Mariana
04015-001   São Paulo – SP

A editora HARBRA sorteará 50 avaliações por mês
e as encaminhará ao Prof. Luiz Marins,
autor deste livro. Ele analisará pessoalmente
as auto-avaliações dos leitores sorteados,
que também receberão um *livro autografado*.

BOA SORTE!!!

Nome: _____

Endereço: _____

CEP: _____ Cidade: _____ UF: _____

Tel.: (   ) _____ Fax: (   ) _____

E-mail: _____

Avaliação Final

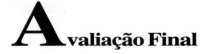

Faça, a seguir, este pequeno teste, escrevendo **V** (verdadeiro) ou **F** (falso) na frente de cada uma das afirmações:

☐ Não vejo problema algum em conviver com pessoas negativas. Tenho um verdadeiro "escudo" e não me deixo envolver.

☐ O mundo só tem pessoas com má intenção e desonestas. Os bons são verdadeiras exceções.

☐ Só faço aquilo que é minha função. Não me meto onde não sou chamado(a).

☐ Escrevo sempre as idéias quando elas me vêm à mente.

☐ Não faço nada sem ter *absoluta* certeza antes de fazer.

☐ Todo "entusiasmado" é quase um bobo. Acredita em Papai Noel!

☐ Se você colocar muita paixão nas coisas, acaba sempre se decepcionando.

☐ Todo apaixonado é um "tolo"!

LM 060001

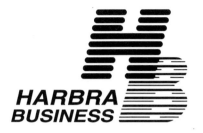

Esta é uma obra integrante do selo **HARBRA Business**, que qualifica livros especialmente selecionados na área de administração. **HARBRA Business** vai trazer até você trabalhos de grandes especialistas nos vários aspectos da administração e finanças nacionais e internacionais, além de apresentar as novas tendências, formuladas por autores inéditos.

Para receber maiores informações sobre **HARBRA Business**, preencha e destaque este cupom, enviando para a **editora HARBRA ltda.**, Rua Joaquim Távora, 629, São Paulo – SP – CEP 04015-001.

NOME: _____
ENDEREÇO: _____

CEP: _____ TELEFONE: (____) _____

EMPRESA EM QUE TRABALHA: _____
ENDEREÇO: _____

CEP: _____ TELEFONE: (____) _____
CARGO: _____

ASSINALE SUAS ÁREAS DE INTERESSE:

☐ Marketing   ☐ Negócios
☐ Finanças   ☐ Outros:
☐ Administração   _____

HARBRA Business é marca registrada de **editora HARBRA ltda.**